U0314998

义大印象

感触深深

学有所旧

心有所诉

浙江省卫生高层次创新人才工程
浙江省高技能人才创新工作室 资助出版

天使手记

我们的距离有多远有多近

主　编 郭航远

　　　　马红丽　章雅杰　寿清和

副主编

傅文珍

钟朱裔

阎晓勤　周菊珍

浙江大学出版社
ZHEJIANG UNIVERSITY PRESS

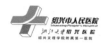

院　　训

厚慈为医　健康为本

医院精神

人道在心　责任在肩

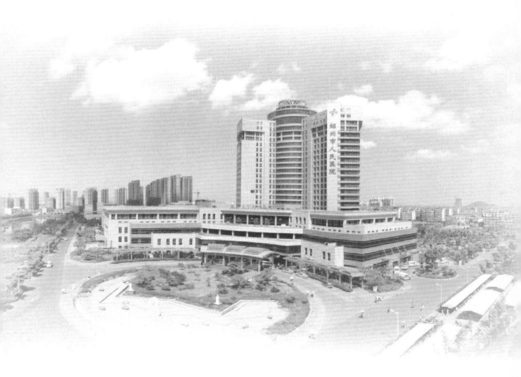

先生一去
五百载
犹在峨眉
西崦中
自为
天仙足官府
不应尸解
坐蛀虫

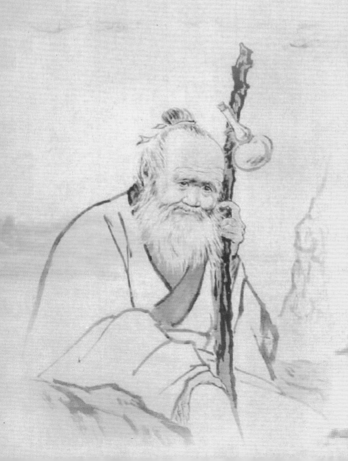

序

  从桃李花信年华到如今，我没有数过一袭白大褂、一副听诊器伴我走过多少年头，我想是人生一径长途上，穿枝拂叶，让我不禁忘却岁月流逝的快，忘记脚刺荆棘的痛，只专注眼前，更专注远方。不管世事的纷扰，外界的误解，甚至抨击蔑视，我还是坚持初衷，世上没有任何一个职位或身份比这赋予了更多的爱、同情、包容。传承和创新是亘古不变的话题，我们传承了先辈们的使命，也开拓属于我们自己的人生和未来。

  2012 年，应祖国宝岛台湾义大医疗财团法人义大医院杜元坤院长的邀请，市卫生局副局长王宏达、我院寿清和副院长和公共卫生处陈利坚处长与我一行四人赴台，于 8 月 21 日至 24 日到台湾高雄参观访问了义大医院，并与该院签署了友好医院合约书。宾主双方就今后的合作前景进行了广泛的讨论，双方一致同意在护理、科研、重点临床学科、行政管理等方面开展深度的合作。随后，至今我院共四批次护理人员赴台湾学习。

  义大医院力求打破在民众观念里的阴沉、昏暗、弥漫药水味的刻板印象，让医院增加活力。义大医院空间布置艺术化，门诊大厅宾馆化，病区服务家庭化，楼层布置绿色化，在医院看不到嘈杂拥挤、混乱不堪的印象，一切忙忙碌碌却井井有条地进行着。

医院将护士站、候诊区和展示区变成艺术空间，让患者除了就诊之外能通过欣赏而缓解疼痛的感觉，降低就医中的不安与焦虑。医院还引入了餐饮、便利店、面包店、超市等，为患者及家属提供周全方便的生活服务。此外，医院在医疗区经常举办书法展、画展等，定期与社区民众互动，融入社区文化，回馈社会。

与我们大陆所倡导的"以患者为中心"不同，台湾的医院明确提出"以人的健康为中心"，将服务理念拓展到前期的预防保健及后期的康复治疗等领域，更符合现代医学模式的要求。台湾的医院在细节管理上的周到细致让我由衷钦佩，也让我陷入沉思，人文的概念仿佛已经融入义大医院每个人的骨子里、血液里，跟随着心脏的跳动。

《易经》言："天道左行，地道右迁，人道尚中。"这是中国文史上最早可考证的人文，在中国古代，很早就有"天人合一"的说法，先人认为，人是统一的整体，不可分割。我国传统医学是人文主导型医学，具有丰富的人文精神资源。它十分重视医疗实践的伦理价值，强调医疗活动以患者而不是以疾病为中心，把患者视为一个整体的人而不是损伤的机器，在诊断治疗过程中贯穿尊重患者、关怀患者的思想，主张建立医患之间的合作关系，将"医乃仁术"作为医学的基本原则。

南齐阳泉在《物理论·论医》中指出："夫医者，非仁爱之士，不可托也，非聪明理达，不可任也，非廉洁淳良，不可信也。是以古之用医，必选名姓之后，其德能仁恕博爱。"这表明仁爱、达理是医者的必备条件，医者正是科学技术与人文精神相结合的典范。

很可惜，也令人心痛，1952 年之前，中国的人文一片空白，而医学人文更甚。沿袭至今，我们的人文呢？自文明创始以来，人类对于生命、健康的思考从未停止过，随着医学技术的飞速发展，人类对于医学其人文性的思考越来越多，对于生命的思考也越来越深刻。弗洛姆曾指出，"19 世纪的问题是上帝死了，20 世纪的问题是人类死了"。的确，打破了神学桎梏的今天，丰裕的物质生活、飞快的经济发展，我们迎来了新世纪人类史上另一个奇迹——物质淹没了人性，科技代替了人文。我们丢弃了老祖宗留给我们的精神财富，弃之如敝屣而毫无自知却仍沾沾自喜于所谓的物质成就。殊不知，科技财富，这一切，离开了人，便再无存在的价值。

中国虽然素有"人文学术之邦"的美称，人文科学的发展有悠久的历史且有较深的造诣，但往往是"为学术而学术"；中国的现代医学自近代以来也突飞猛进且达到了较高的水平，但往往也只是"为医学而医学"。无论是医学还是人文，孤立地发展，各行其道，纵然大肆宣扬，也只是对现代文明更赤裸裸的嘲讽。医学要从实验室走出来，面向社会；人文科学要从图书馆走出来，面向人群。此次与台湾的学习交流，是我心灵涤荡尘埃的契机。

台湾，是中国领土命途多舛的儿子，却保留了很多华夏民族亘古留下的美好的文化和情思，感染着我，改变着我。临渊羡鱼，不如退而结网。台湾这些医院的模式是很难生搬硬套、机械模仿的，它所拥有的谐和，仍然有待于我们整个社会医疗环境的进一步改善，但是他们先进的管理模式和专业敬业的品

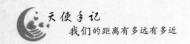
格，却是非常值得我们学习和借鉴的。我们医院整个护理团队在这场来自台湾的人文飓风之后，整理行囊，整装待发，为自己，为患者，为社会。语言和书册的表达终是有限的，但孕在我们心底的情会生根抽芽，开花飘絮。

郭航远

2015 年 2 月

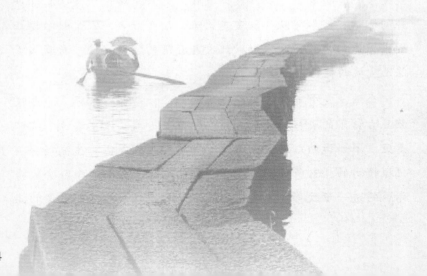

远赴吹尽狂沙

可辛苦

千万情思

欲诉

尽在浊杯书卷处

隔万里性如初

怎奈韬中孤寂

不畏浮云

庶眠道心术

目录

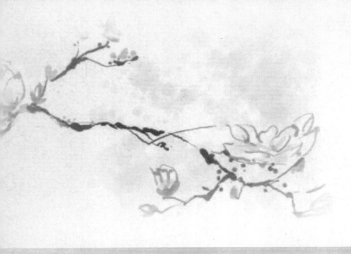

目录

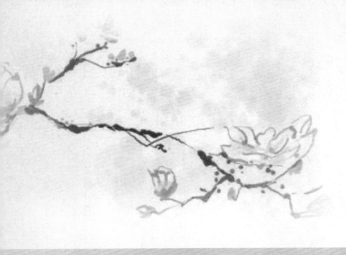

笑颜白衣两相宜

目录

知音

欲将心事付瑶琴
天涯知音怎会少
纵然
弦断有人听

知音心事付瑤琴

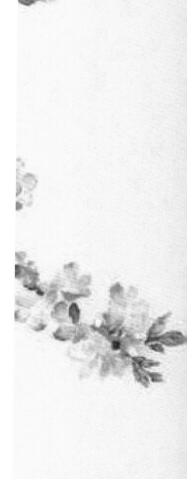

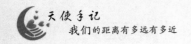

小草

——致心目中的"大护士"

郭航远

你，是一株小草，
把根须深深地埋在春天里，
向上挺起坚强的脉络。
你，是一位使者，
把绿色浅浅地种在心田里，
俯首安抚无助的病痛。

破土之时，
信仰支撑着弱小的骨骼。
成长之日，
春雨洗涤着芳草的灵魂。
你知道，枯荣本无意，
但你坚信，寸草定有心。

花香树高，原是你的梦想，
寂寞烦恼，却是你的现实。
阳光下的露珠，
在昼夜交替间讲述着生命的坚守。
天地间的精灵，
在生死挣扎中演绎着春秋的故事。

病床边，诊室里，
天使穿梭在忙碌中。
微风吹过，
泪水中透着一份感恩。
我看到，大爱在平凡中流淌，
我听到，真情在普通中重复。

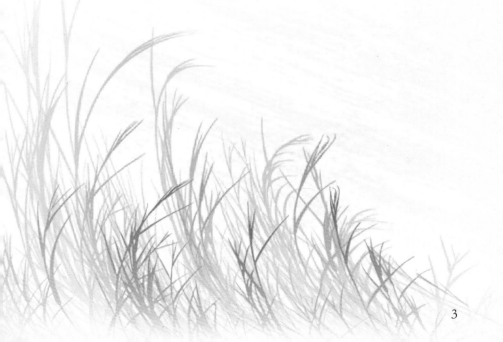

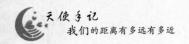

如果我是，请原谅我

钟朱裔

如果我是，请原谅我，
每个情人节我都没能陪你度过，
昵语也不能在你耳边诉说。
如果我是，请原谅我，
相隔不远却没能时时承欢，
你伛偻身躯，
是我无言的罪过。
如果我是，请原谅我，
每个童年的故事，
不能在你床边细细诉说，
寂冷的夜里，
让小小的你强装坚强度过。
如果我是，请原谅我，
捧起我的青春，站在雾迷的津渡，奉上我的所有，
有时候也只剩我的无奈和你的苦痛，
直至你放开我紧握的手。

如果我是，

那么，

都请原谅我，

爱我的人，我爱的人，

所有所有。

因为我是，

所以，也请坚定不移地相信我，

想说的话已经千万遍在我心里诉说。

你成长的时时刻刻，

早在我心中一幕幕千万次走过，

直到在生命的最后一刻，

我也不会先放开我们相握的手。

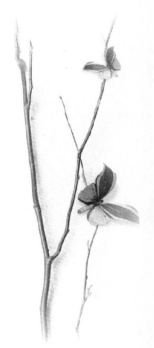

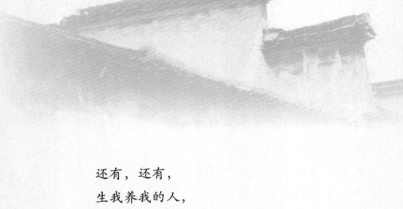

还有，还有，
生我养我的人，
纵使不能常常陪伴，
也请原谅我，相信我。
我脚下的芬芳泥土，
我身下粗壮的根，
我的躯干，我的枝桠，我的新芽，
还有拂我的柔风，沐我的微光，润我的雨露。
如果我是，
请原谅我，
请相信我。

（关节脊柱二科　黄勇丽）

手为底，

五心聚，

丝丝皆是我带给你的礼物，

以手护之、爱之、惜之，

守着你的健康，

也守着我的初心和誓言。

初见

乡愁是一湾浅浅的海峡
我在这头
大陆在那头

而今
犹记初见
弦上相思
明月依旧

初见是首诗

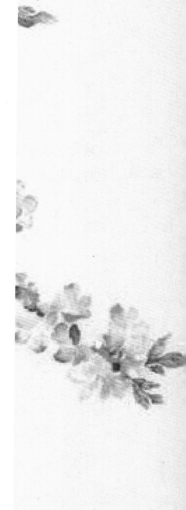

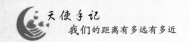

　　记得小苹初见，两重心事罗衣，琵琶弦上说相思，当时明月在，曾照彩云归。仿如我的恋人，娴雅贞静，柔和舒缓，时而阳光明媚，像个娇俏的孩子；时而细雨朦胧，像个腼腆的少女，就这样，就这样，静静地来到我的面前。

——致台湾义大医院

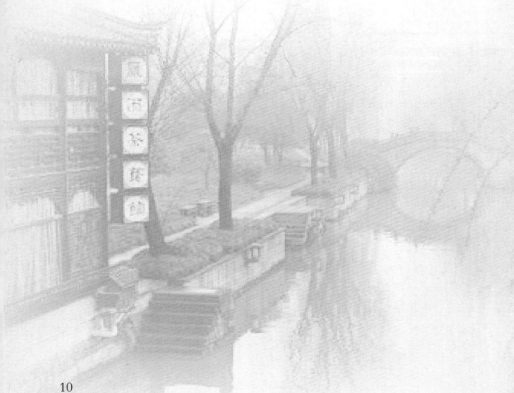

绿波风动初见时

钟朱裔

柔和的光，
顽皮地在空中打个圈，
然后，
伴绕着咖啡的芬芳，
散落在我的心房。
人群熙攘，
我知道，
他们并不是那么悲伤。
钢琴键上，
也映有我的脸庞。
我的眉间心上，
是你盈盈暗香，
还有你，
一身绣出，浅浅金黄。

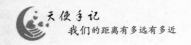
勿以善小的素养

佚　名

抱着期许，踏上那对我来说神秘的土地。一位去过台湾的朋友告诉我，他曾在台中机场接受安检，手续颇简便，过海关，关员要求开一个箱子检查，笑容温和，边打开箱子边交流，没有那种预先将人设定为假想走私犯，表情严肃倨傲地检查，而是聊天、是服务，甚至有点请教的意思，末了连声说谢谢。常见的安检和海关检查，是你一见他们的嘴脸就来气的那种德性，那儿没有。朋友的经历让我对那方土地产生了莫名的好感。

2013 年 4 月 28 日下午 2 时，我正式踏入这片土地，出了机场，见到前来接机的蔡老师和她的助手，犹如台湾的天气，她们的热情开朗感染着我。

台湾人对你的热情，不是克制出来的，不是隐忍出来的，而是那种从内心里流露出来的热情周到与体贴，完全没有那热情背后深重的生分。刚开始，说实话，我不习惯，心想台湾人未免太客气，有事没事对我说谢谢，他们谢我什么？后来我知道，台湾人，不为了谢谢而谢谢，感恩是他们溶在血液里的生活态度。比如说，我们打的，达到目的地后，我们付钱给司机，几乎很少听到司机对我们说谢谢，反而是我们习惯性的跟司机说谢谢，谢谢他把我们带到目的地，而在台湾恰恰相反，对方往往是抢先说谢谢的人。台湾的老师告诉我，这是消费者和服务者概念的偷换。思及自己，我几乎没有跟我的患者说过谢谢，更多的时候是患者和家属不停地谢谢我这个，谢谢我那个，但是，其实我是服务者，而他们是消费者，我在不知不觉中其实也偷换了概念。台湾的老师告诉我这个道理后，我深刻意识到，我们的服务理念和台湾还差很远，我们很多时候甚至潜意识里没有认识到自己是服务者。

台湾人的热情来得很自然，你到商店里看，很多店铺会给你倒杯茶，让你慢慢看，最后你不买，他也会热情地欢迎你再来，总少不了台湾腔调那响亮的谢谢之声，他谢谢你光顾了他的商店，表情言语之中，没有任何让你感到没有买人家东西的压迫与亏欠感。哪怕在夜市里，你有任何问题，问正在忙活的大嫂，她也会清晰地告诉你要问的事儿，她如果不知道，她会问其他人，帮你搞清楚。你的"谢谢"还没有出口，她的"谢谢"就先到了，她谢谢你信任她。

在台湾，人们的交通安全意识特别强，车窗外望去，各种车辆和行人很自觉地各行其道，所有骑摩托车的人，很自觉地戴着安全帽，连坐在摩托车后排的人也都一样。汽车在行驶中碰到有行人通过，会自觉减速停车。无论是坐台湾朋友的车或坐计程车，遇拐弯、十字路口等，哪怕根本没有行人与车经过，即便在山区、乡下、乡村，司机皆自觉放慢车速，小心驶过，到安全处才加速。台湾人停车讲规矩，即便停车场位置很多，比如路边停车空间很大，也必会停到规定停的位置。上下车也是，不随便让你上下车，一定要到规定的位置。自觉地接受规矩，自我管理，哪怕是在山区乡下，台湾人没有城市人与乡下人的区别。

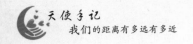

台湾是摩托车的世界，他们称摩托车为机车，市民基本上都会骑摩托车上街，可是我很少看到有警察维持秩序，也几乎看不到摩托车和汽车抢车道，每个人都清楚地将自己定位，做该做的事情。更没有边骑机车边把音乐放得很大，震耳欲聋，招摇过市的。

台湾的朋友告诉我，台湾各种庙宇多不胜数，据说单是台南就有几百个，有的高大宏伟，有的就是小小一间，夹在民居中间，但不论大小，无不极尽华丽，典型的闽南风格，她说有机会一定要去。我想，这是台湾人对所敬之神的诚敬之心，人心之所寄托之处。

临床岗位工作数余年，说实话，我为现代社会感到悲哀。社会物质文明飞速发展，金钱利益面前，我们好像丧失了信仰，虔诚之心何在？我感受到人们心中浓重的戾气，来到台湾，我仿佛从燥热的沙漠置身于四季如春的西双版纳，我的心和全身的毛孔都在呼吸着新鲜空气。

在这里，不管哪里，人们都习惯排队，坐公交车、就餐、乘坐电梯、商场购物，任何时候都是。

点点滴滴地感着台湾，听着台湾，品着台湾，对我而言这是一次心灵的旅途。我感受到他们的与众不同，台湾的人们渺小却努力地存在着。我终于知道为什么义大医院的医生、护士、患者这么和谐地存在着，相处着。他们相互理解对方，与人为善却从来不是为了从别人身上得到什么好处，嫉恶如仇也从不是因为别人得罪了自己什么。勿以善小，这是他们日常生活点滴中我看到的可爱的台湾。我很庆幸，我这次台湾之行。与那些在犹如西红柿炒鸡蛋的杂乱色彩的八卦周刊中揣测台湾的人相比，与那些在产量高于婴儿出生率的泡沫剧中臆想台湾的人相比，与那些看了些许政评节目便自以为是在街头巷尾评论台湾的人相比，我真真实实地走进台湾，用我的血肉之躯，用我未灭的灵魂，用我跳动的心和温柔的皮肤，贴近台湾的土地，亲吻台湾。我懂了台湾的美好、台湾的温和、台湾的热情、台湾的一切一切。

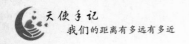
如此无微不至

叶兰英

"岁月拓宽视野，眼界成就未来。" 2013 年 4 月 28 日，我们一行 15 人带着开眼界的兴奋心情来到了宝岛台湾，在义大医院进行为期 13 天的观摩与学习。

来到义大，"你们院去年建院 70 周年，我很荣幸去了，哇，你们院长好帅啊！""你们院领导好热情啊！""你们医院环境好漂亮啊！""你们的资讯系统好完善啊！""你们院长送你们护士一批一批地来培训，好幸福啊！" 软软的台湾腔，带着娇嗔，我感受到台湾的老师真诚的赞美和热情。

取人之长，补己之短，在台湾义大医院学习和生活的十余天里，是我人生的宝贵时光，让我感受了不一样的文化和理念。

义大医院以温馨、饭店化、民众需求为出发点设计医院环境，让来到义大医院的患者，除了可以得到良好的医疗照护外，还有舒适的就诊与住院休养环境。整个医院为敞开式，医院大楼周围没有围墙和栅栏，也没有门卫，医院周围除了 23 公顷的院区绿化草坪，还有艺术雕塑、生命喷泉等建筑群，毗邻医院的是一条马路，公交车站就在路边，方便至极。进入医院一楼大厅，右手边是开放式服务吧台，没有冷冰冰的玻璃窗，像钢铁巨人一样将患者隔离在外，开放式的服务台，让患者和我们可以坐下来面对对面交流，就像拉家常一样亲切而没有距离；左手边是面店摊、咖啡吧、主题餐厅、西餐厅，让我以为是进了大卖场，而不是医院；大厅中央是架钢琴，经常会有志工为大家演奏名曲。医院地下一层有现烤糕点店、服装店、便利店等等。

在每个病区，医院为患者和家属的生活提供了极大的方便。病区专门有一间患者活动间叫"日光室"，下午大多数时间患者不用接受治疗，大部分病友就会聚集在这里，或看电视、或下棋、或聊天，热闹却不嘈杂，"日光室"也经常作为健康宣教的固定地点，病友会也常常在这里召开，这里像是患者们的一个感情寄托点，必不可少。

病区还专门腾出空间，配有洗衣机、烘干机、饮水机、制冰机、蒸饭器，为患者和家属切切实实地解决了生活起居问题，在这里住院，仿佛真的和在家中无异，这让我深深反思。此外，每个病区配有十余辆轮椅，功能不一，有的适合一般患者，有的适合颈椎病患者，有的适合下肢打石膏需直腿的患者，患者想到院外去看看，可以随时方便取用。

义大医院从无到有，经历了只有短短十余年时间。护理部长纪淑静是伴随着医院成长的护理事业创办人，听她的课，感受她的人格魅力，对我而言是一种享受。每个护理站都悬挂SUCCESS（满意 Satisfaction、提升 Upgrade、关心 Caring、照护 Comfort、电子化 Electronic、安全 Safey 或 Security、自信 Self-confidence）理念框架，因为有了正确的理念，所以能做正确的事，能有正确的朝向目标，使医院的护理走向世界。纪淑静告诉我们，满意的理念不但是要患者满意，还要有员工满意，她说，没有满意的员工就没有满意的患者。为了让护士能满意地工作，她给护理师有职业生涯规划的机会，设立"天使信箱"，让有心结的护士有倾诉并能取得关注的地方，设有情绪管理和沟通课程，对护理人员的错误实行不惩罚机制。她提出管理者应该建立健全的制度，丢掉人情包裹，以制度管人；在工作中不惜话，学会表扬员工；管理者要不断提升自身形象，充实自己，改变自己，以正能量去影响他人，而不是要求下属服从自己；自信来自专业，该做的就做，不该做的就不揽过来给自己护理人员做，做得不专业，就没了自信。

护士上午进病房做治疗或医生查房时，有很多陪人床摊开在床边，甚至可看到床上呼呼大睡的陪人。印象最深的一次是，跟着医生去查房，陪人和患者均在床上睡得很熟，医生只有把陪人叫起，再对患者进行伤口的检查，但没有呵斥声。问阿长，为什么不对陪人及陪人床进行管理，她说，家属也有休息的自由，强制管理会没有人情味。我想，也许门口朱铭的雕塑——自由门，代表的就是这个吧。她们很少对患者说"不能"、"不行"，只要是患者和家属需求的，能满足的就满足他们。中午或下午在大门外或餐厅等到处可见推着输液架，挂着输液袋，甚至插着胃管，挂着引流袋的人，他们是患者，却是自由人。授之鱼不如授之以渔，很多时候，我们给予患者无形中的束缚，其实我们往往忽略，他们是自由人。

在听姚美玉督导讲授护士进阶制度时，我感受最深的是"知识＋技能＋态度"。督导讲课时给我们分析了三种情形：，第一种，服务态度好，业务熟练，这样的护士对患者服务热情、周到，护理技能熟练、速度快，患者给的评价很高。第二种，服务态度好，但业务知识掌握不全，操作技能不熟练，一位新上岗的护士，非常热情地对待患者，但当患者询问有关疾病知识及其他相关知识时，她吞吞吐吐或根本回答不上，因此患者对该护士的服务不会是很满意；再如一位护士，在对患者进行操作或沟通时，始终保持微笑服务，但由于她的穿刺等护理技能不熟练，给患者增加痛苦，那么患者对该护士的服务也不会很满意。还有第三种，服务态度差，工作马虎不认真，此类人员虽然占少数，但影响极坏，如果护士在进行护理操作时，因自己工作不仔细而导致操作不顺利，反而怪患者不配合，那么该患者对此护士肯定很不满意。细节决定成败，态度决定品质。

义大医院病区很安静，每个医护人员都轻声细语，语气柔和，从不会在办公室扯嗓子喊在病房的护士、工友或其他人。对患者和蔼体贴，需患者或家属配合时，不是要求，而是商量的语气。护士每进一间病房，进门敲门，并随手关门，每进行一项工作结束，护患之间都相互说谢谢。每个病床提供两床被子，病号服充足供应。在加护病房附近，设有佛教和基督教堂，可供重症家属痛苦的心灵找个寄托，并且有帮晚期患者"圆梦"的医生、护士、营养师、个案管理师、社工等组成的照护团队。她们的人文不单表现在护患之间，员工也可以得到来自领导的人文关怀。护理部安排每年一次的"护士职业生涯恳谈"，每周一次的"新手主管座谈"，"情绪管理和沟通课程"及给安宁疗护病房护理师的"心理减压课"等。从上到下，从员工到患者，无不真真实实地体现了她们的人文关怀。

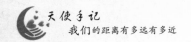

　　台湾护士的进阶制度就像大陆护士的晋升制度一样，都是各自地区医疗卫生政策的产物；台湾实行的是全民医疗保险，台湾的社工、义工和志工到处可见，在台湾，把基础护理交给家属或患者，为患者回归社会做准备。

　　我想，我们通过学习她们的理念，学习她们服务的态度，尤其在人文关怀方面，利用本地区现有的文化、医疗政策和社会资源等，提供适合本地区的护理品质，建立患者认知的护理品牌，才是我们护理追求的目标。触动我的太多太多，她们的真诚、热忱、坦诚，让我的长时记忆库增添了很多美好瞬间，成为我的财富！

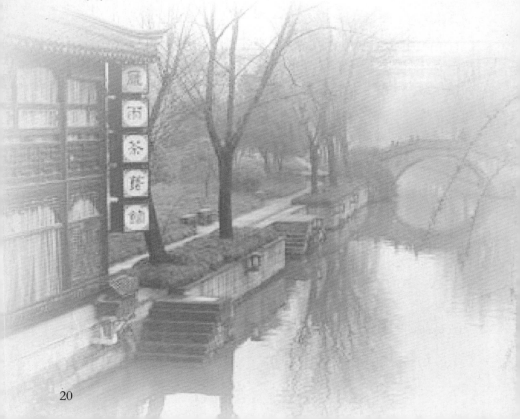

暗流涌动的生命拉锯战

黄 丽

2013 年 4 月 28 日，我有幸随医院团队到台湾进行为期 13 天的参观学习。13 天的时间飞驰而过，回顾这段时间的经历与感受，我发现很难简单地用是非和优劣来定义两种不同体制下不同的医院发展模式。

不同的历史文化、社会制度与医疗体系决定了两岸医疗发展的不同。印象最深的是义大的急诊，如果说医院是一个生与死较量的战场，那么急诊科就是这个战场最激烈的前沿，可是这里没有嘈杂、没有拥挤、没有混乱，偌大的抢救室犹如一个平静的湖泊，即使湖面下暗流涌动，但湖面总是波澜不惊。

这得益于合理的环境设计，小到走廊和过道的布置，大到整体布局，都始终将患者的利益放在第一位，心跳呼吸骤停者进复苏间，Ⅰ、Ⅱ区安置病情重者，Ⅲ、Ⅴ区安置病情相对较轻者。医护人员交谈时轻声细语，从不大声喧哗，即使是在大规模、多科室合作的 H7N9 演练中也是如此，绝不扰民。但看似静默，却蓄积无比的爆发力，当有心跳呼吸骤停者进入复苏间，当即按下墙壁上的急救按铃（分成人、小儿，铃声不同），值班人员则以最快速度（约 1 分钟）从不同岗位迅速到达并展开抢救，结束后又有序地回到原岗位。就是这样一个训练有素的协作团队，使得

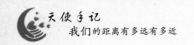
急诊工作井然有序，忙而不乱。急诊科各种提示语、标识和宣传图及运送残障患者的救护车，都贯穿了医院以患者安全为中心的服务理念。

台湾之行使我深切地感受到在医疗服务、环境、教学、科研和人文关怀等方面我们存在的差距，我们还有许多工作要做，永远不要被动等待环境会自己变好。未来我们要去的地方，是要我们一砖一瓦创造的地方，是要我们用血肉之躯铸就的地方。

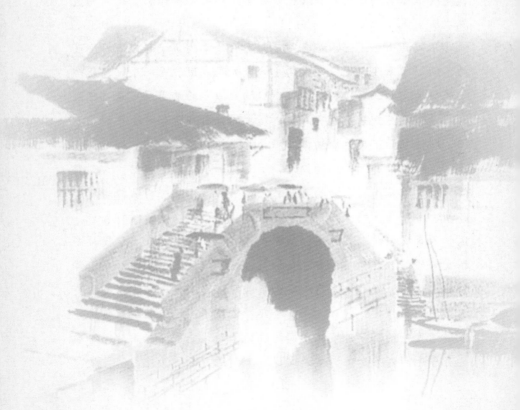

朝夕点滴 指尖流转

彼岸的思念

短短十余天，对岸传来的声音，我们细细聆听⋯⋯

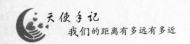

你的笑容 是我台湾之行最大的温暖

蒋 瑛

　　在台湾的日子，我过得简单而舒心。每天早晨我都会去义守大学门口等公交车，除了蓝天白云让人心情舒畅外，义守大学门口指挥交通的伯伯也让我感动。他对每一辆进出的车都会敬个礼，有时敬完礼还微笑着挥挥手。我台湾之行的每个美好的早晨都是这样开始的。在这里，即使经过一整天疲累的奔波忙碌，只要下午四点离开医院，我回头，看到大厅里秀卿和志工们的细语，看到门诊护士淡淡的笑脸，看到义守大学门前的伯伯，心里总有说不出的轻松，说不出的快乐。我想这就是义大人的文化，他们认真地生活，认真地工作，认真地爱，也带着我一起……

用十五个日夜记录高雄

韩　敏

　　海鲜，爱河，夕阳下，活力的工业港，这就是我百度到的高雄。在这里，我们开始了半个月的培训参观。翻开日程表，每天都被安排得很满，授课、参观、临床观摩，每天都会有新的发现，新的体会。每天清晨呼吸着新鲜的空气一起去医院，下午再一起等公车回宿舍，这样简单而又充实的生活是幸福的。

　　走进义大导管室，整洁的环境让我感觉很舒适。一间控制室可以同时控制左右两间 DSA，这和我们的布局是一样的。义大的导管室虽然不大，但是在结构上却考虑得很周到，分别会有通往手术间和 CCU 病房的内通道，真正考虑到安全第一。导管室的廖组长和护理师们很热情，很愿意和我分享工作中的心得，这让我之前忐忑紧张的心得以舒缓。

　　我们的宿舍条件也不错，每天的早餐很丰富。离开家人、朋友，难免涌起思念之情。高雄在南部，天气总是晴朗，和我们的心情一样舒畅，对岸的同事、朋友们，我们会在接下来的日子里继续努力认真地去发掘、去学习！

　　对岸，晴天！勿念，安好！

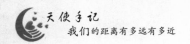
我和义大有个约会

韩　敏

　　13天的台湾培训生活就要落幕了，在这里，有我喜欢的，有我带走的，也有我留下的，很多很多……

　　韩寒在《太平洋的风》里曾写道，"我要感谢香港和台湾，他们庇护了中华的文化，把这个民族美好的习性留了下来，让很多根子里的东西免于浩劫。"在这里，热心的易庭，可爱的纪部长，浅笑的美玉督导，导管室的廖大哥，还有我的淑娴阿长，听上去有些娇嗔的台湾腔配上这种热情的态度让离开家乡的我一点也不感觉陌生。

　　导管室是我比较熟悉的工作环境，类似的流程，类似的工作，类似的制度，但是我觉得在很多细节上都有我值得学习的东西，比如手术患者的保暖、患者隐私的保护等，在导管室每天都会有新鲜的感受。还有我们每天的集中授课时间，护士进阶、护理伦理、护理品质管理、安宁疗护……每次听完都受益匪浅，感谢为我们授课的每一位督导。

　　我觉得义大是很棒的地方，轻松愉悦的环境，友善的你们，让我在学习中成长！

细节决定品质

傅文珍

护理部的 SUCCESS 理念不仅悬挂在每个护士站中，更是深深扎根于护理部成员、督导、护理长以及每个护理师的心中，并落实在具体的行动中。积极向上的护理团队在纪部长的领导下，秉持着林创办人"爱、微笑、专业、服务"这个对医疗团队的期许。在临床护理中表现出的良好的专业素养，全面综合的知识技能，面对患者真诚良好的态度，以及优雅的举止，端庄的仪表，敏捷的思维……

纪部长的授课内容中有关领导者的特质，从纪部长的身上这种特质体现得淋漓尽致，有人说"领导者站得有多高，下属的舞台就会有多大"，说的就是义大医院的护理团队。动态、弹性、前瞻地发挥人力潜能，重点考虑人的能力提升，这是在临床观摩中领悟到的义大医院护理人力的重点，从选人、引导、激发热情到人员发展，这些词语不仅出现在魏丽香部长的授课中，更渗透到临床护理人才的培训上，从新手到专家的培训过程，特别是二年内护理师的培训，从知识、技能、目标、要求都是那么具体和细致，并涵盖了各方面。护理长在专业能力进阶中，扮演的是服务者的角色，是帮助护士做服务工作，在这样的激励下，护理师怎能不成长！两次跟随医生查房，以及观摩护理长的整个护理工作，真的为之感动。

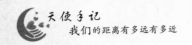
虽然前几批学员都提到义大人文中的点点滴滴，但亲眼所见，更是为之动容。医生和患者的沟通深入浅出，不厌其烦，态度既温和又亲切。护理组长千婷，在对患者的护理照顾中，不但动作敏捷，技术熟练，从给患者贴胶布这个细小的动作，也表现出了非常高的专业素养和对患者的关爱。她和患者的沟通，真是像一家人。人文服务还表现在对患者隐私的保护和在患者自主选择中，护理师应扮演的角色。

此次有幸观摩了专人负责的交接工作。在简副部长、静芳护理长的参与和引导下，对照交接流程，从工作职责、落实情况、需要交代的问题等等，一步一步交接，清清楚楚。

在两周的培训中，我们不仅学到了许多新的理念和知识，更是感受到了无比的温暖。虽然身处异乡，但以纪部长为核心的整个护理团队，给了我们生活上的照顾，蔡老师的凤梨，静芳的奶茶，让我们倍感温暖。

回去以后细细品味，可能会有更多的感悟，并且吸取精华，应用到具体的护理工作中，那么就不虚此行了。

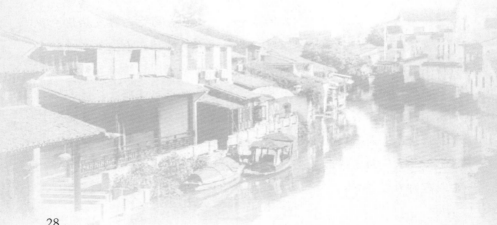

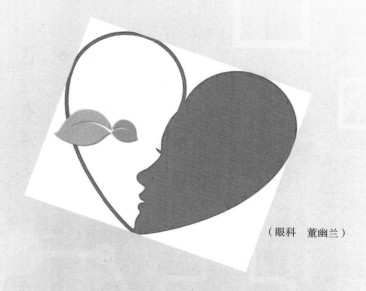

（眼科　董幽兰）

奥维德说，没有青草的原野，没有绿叶的农田，或没有头发的脑袋，这些总是丑陋的。如果最终不结果，那就做一朵鲜花；如果绽不出花蕊，那就做一片绿叶。医学发展到今日，依旧不是万能的，我们竭尽所能但无法改变命定的生老病死，但我们仍愿化作绿叶，竭尽所能，汲取营养，遮荫庇护。

共饮

君住长江头
我住长江尾
共饮一江水
何有穷已时

共饮一江水

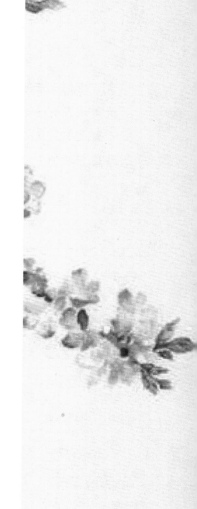

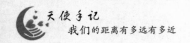

他们说音乐是没有界限的；他们说艺术是没有界限的；他们说美是没有界限的。其实，其实，医者是没有界限的，因为凌驾于爱之上，所以，无论语言，无论地域，无论贫富，我们是与上帝盟誓的使者，只为将温暖传与人间。共饮一江水，何有穷已时。

——致义大全体医护人员

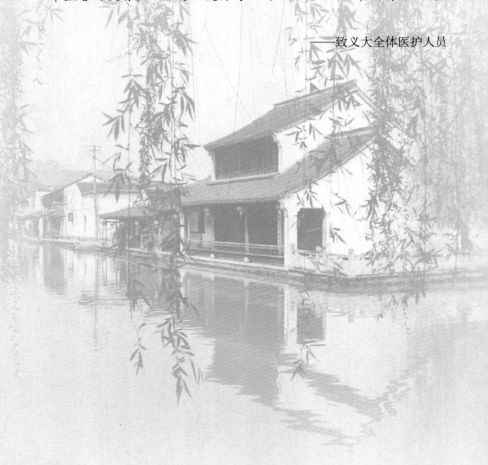

我相信 你能听见我的声音

孙剑虹

　　义大医院处处现人性化,所有的工作人员见到患者都会问安,轻声细语,从不会有不耐烦的口气,总会"阿公,阿婆"亲切地称呼。观摩期间刚好碰到一个 90 岁高龄患者需要抢救,当时患者处于昏迷状态,护士给他测快速血糖时仍轻柔地在患者耳边说:"阿公,给你测个血糖,有点痛,忍一忍。"一句不起眼的安慰,却在这个时刻拨动我的心弦,我的心脏被这句轻柔的话语重重捶击,捶醒了我对生命的敬畏,对人性的尊重。这才是真正对生命的崇敬,对人文的诠释。在生命的尽头,在与死神的斗争中,始终不忘初衷,不忘记生命与人的关系。那样的场景,在那个当下,酸涩的味道,从我的眼眶蔓延到鼻腔,然后深深浸入心里,跟着心脏一起跳动。我从来没有像此刻这样庆幸,庆幸我是个护士,不是这样,我怎能给予生命最后的尊严和抚慰?

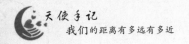
初到的爱

蒋立梅

从事临床护理工作已将近二十年了，在我的印象中，医院一直是冷冰冰的，充满着消毒液和金属的味道。早有耳闻义大医院像是一座造型别致的宾馆，又像一个小型的功能齐全的社区，如今见到，眼前的一幕幕无不拨动我的心弦。

在儿科病房我感受到她们亲切的话语，温柔的呵护，是母亲的怀抱，充满着爱的味道。护理师会在给宝宝喂奶前先垫好围兜，喂奶一半后，细心地给他拍背，等他打嗝后再继续，一边还鼓励他："要加油哦，还有一半呐，吃完才会长壮实哦。"朴实的话语，简单的动作，是发自内心的爱，深深地印在我脑海里，不断地在我眼前展开，重复地回放。她们不是机械式地工作，仅仅喂奶一件小事，将自己转换成母亲的角色，陪伴在孩子身边。

安全协奏曲

俞建娣

　　义大医院，为了患者，每一项工作都做得很细，标识都做得很明确，就算你是第一次去该院就医的患者，也都能很快找到方向，熟悉各项就医流程。

　　整个门诊大厅没有拥挤的队伍，在信息发达的今天，为减少民众候诊与领药的等候，义大医院最近又推出了一项新的便民措施，即患者可通过上网查询"看诊进度"，这样一来患者就可以减少不必要的等候时间。

　　义大医院很注重患者的隐私，在我们第一次开始上课之前，老师们就特别提醒我们，出了医院就严禁讲有关患者的一切内容，特别不能在电梯或餐厅谈论患者病情。他们不允许我们随便拍照，更不允许拍附有任何患者信息的资料，在台湾泄漏患者信息是有法可依的。他们是这样要求我们，自己也是更加注重。

　　在义大医院给患者输完的液体袋，在弃去之前都要求撕掉写有患者姓名的纸，还有患者门诊挂号看病后，挂号纸以及其他有患者信息的纸，都是要回收并用碎纸机处理。门诊就医时，显示屏上只会显示患者排队号，不会显示全名，如"王××"。

　　B超室为女患者检查时，一定会有护理人员陪伴。而在住院部，针对二人以上之病房，医护人员会利用家属协谈室及讨论室

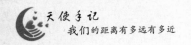
向患者或家属说明病情，以维护患者隐私。

为了患者的安全，义大医院在就医环境上也作了很大的改进。医院内所有的楼梯扶手都设两层，以便不同身高的人员应用。而且扶手都是木制的材料，包括病房走道的扶手也都是用木制，看不到白铁的部分。医院每个角落都可以看到干洗手液。病床都是要求降至最低，以防患者坠床。厕所加装扶手和警铃。医疗废物有严格的处理流程，并用 GPS 卫星定位系统追踪。规定医院各病房所有设备、格局都统一，这样护理人员不管被调到哪个病房都能很快胜任，有利于减少护理差错事故的发生，维护患者医疗安全。

医院在关注患者安全的同时也注重维护员工的安全，他们强调"只有员工安全，患者才会安全"。在每个病房护士站靠近秘书办公桌处，有 2 个安全按钮，当发生暴力等事件时，可以按紧急按钮，警卫一定会在 2-3 分钟内到达。由于义大医院处在较偏远的地方，很多员工上下班不方便，为此医院为需要的员工都提供了住宿。当遇到台风及其他恶劣天气时，为了保证员工上下班安全，医院会专车接送。义大医院将安全真正做到实处，从医疗到护理，再到环境，在问题没有出现前，他们将思想走在前方，防患于未然。

坚持理想 享受工作

潘卓泓

  2013 年 4 月 28 日，我们抵达彼岸，一路走去，两眼所见、两耳所闻，尽是爱与关怀，细节之处尽显人本。微笑的面容、亲切的言语，体贴的举止，护患之间的零距离，这一切都是那么的和谐。为什么她们能做得这么好，这么自然？

  在台湾，护士的离职率很高，很多因为个人或家庭的原因都放弃了这个工作，而能留下来、坚持这个职业的，都深深地爱着这个工作。在她们心里，不仅仅是一个职业，还是爱的象征，每天都助不同的人，减轻他们的痛苦，鼓励他们与病魔作斗争，直到最后战胜疾病，协助患者及家属获得最佳的生活品质，或者最后安静地离开。她们发自内心地对患者充满了同情与怜悯。联想到我们，经过岁月的洗刷，即使有人已经没有了刚入职时的热忱，或许每天面对单调繁琐的工作已感到厌倦，但是，坚持理想，不违初衷，是我们心里共同的声音。

  能够到达金字塔顶端的只有两种动物，一是雄鹰，靠自己的天赋和翅膀飞了上去，另外一种动物就是蜗牛，我相信蜗牛肯定不是一帆风顺地爬升去，一定会掉下来、再爬，掉下来、再爬。但是，蜗牛只要爬到金字塔顶端，它眼中看到的世界跟雄鹰是一模一样。我们可能都是蜗牛，我一直在爬，也许我一生都爬不

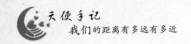

到金字塔的顶端，但是只要你在爬，就足以给自己留下令生命感动的日子。人的一生是奋斗的一生，纵使过得很琐碎，只要有一颗善良的心，一定能把很多琐碎的日子堆砌起来，变成一个有意义的生命。如果每天庸庸碌碌，没有理想，从此停止进步，那么一辈子的日子堆积起来也将只是一堆琐碎。台湾义大医院之行，让我感触颇深。愿大家都能幸福地工作着，享受工作带来的快乐。

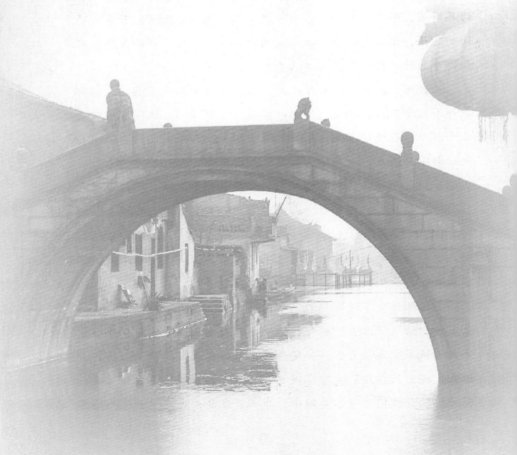

血透室小感

张　燕

在义大医院十余天的学习中，收获颇多。义大血透室学习印象让我尤为深刻。

义大医院血透室环境整洁舒适，保洁非常到位。分门诊和住院透析区，便于重患者集中管理。血透室有八个通道，病区门口有消防指示图，指导突发事件如火灾发生时的撤退。体重机分立式和坐式，方便各种患者使用。每张床位之间用隔帘隔开，保护了患者的隐私。宽谱治疗仪对内瘘血管的维护起较大作用，供患者免费使用。

血透室医疗垃圾分类规范，操作车设计合理，物品取放方便。输水管道分反渗水、生理盐水回收管和废液、血液回水管。医疗废水集中处理后，废水用来冲马桶循环利用。水质监测规范，每台透析机至少隔月采样透析液做细菌培养，达到50和100 cfu/ml，均有干预措施。若透析液监测不合格，该台透析机需要连续消毒三天，再次监测水质达到小于100cfu/ml，才可使用。待用的血透机每天均要消毒。使用后的透析器高压灭菌后再废物利用做成锐器盒。

这里每月都会举行月检讨会，总结分析血透室质量。包括血透总人数、新增人数、血管通路处理、化验检查异常结果、使用

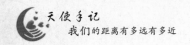
药物等，针对存在的问题，医护分析原因，采取相应措施，提高品质管理。

　　他们的健康宣教形式也十分多样化，有户外宣教，医生、护士、营养师共同参与；候诊室电视机定时播放宣教内容，护理组长现场主持，与患者互动宣教效果明显。护士相对固定床位，包干开展健康宣教，每月有规定主题，宣教后都有实时记录，候诊室宣教资料丰富。虽然是短短的十余天，对我来说却像是几年，甚至十几年的积累，受益颇丰。

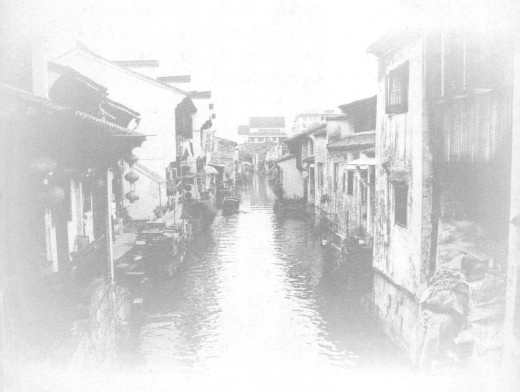

无影灯下的温度

许 瑛

初夏时节，我们一行人在台湾义大医院进行了为期十三天的短期观摩培训。通过培训我才发现，原来人文关怀可以做得如此细致，枯燥的工作可以做得如此开心。

义大医院位于高雄的北部，是台湾地区医院建设上的里程碑。义大医院手术室位于三楼，建筑上采用了单通道模式，手术间一共有 24 间，其中百级手术间 2 间，千级手术间 4 间，余为万级手术间。手术室共有护士 99 人，不含复苏室护士，每天约 80 至 100 台手术。手术室大门正对面就是家属等候区，没有嘈杂的声响，有些家属在看电视，而有些则在默默等候，他们会从两侧的显示屏来知道手术患者的去向。旁边的祈祷室和佛堂给内心无助的患者及家属提供了保持心灵安宁的场所，不时有志工在提供服务。

义大医院手术室给我印象最深的就是对患者隐私的保护和对患者的尊重。每个手术间的窗户均采用磨砂纸保护患者的隐私，不准在有手术患者的房间内拍照，如果需要则必须事先获得患者的同意；相关患者信息的废资料纸必须用碎纸机处理过才能扔掉，如果确实需要相关资料，护士们习惯性地会把患者的基本信息掩盖好；在家属等候区，手术患者的姓名会根据手术前签字是否愿意被查询而选择是否显示全名。

在义大医院手术室，护士对手术患者的照护无微不至，特别是在门诊手术等候处，整个环境的设计细节处处体现了手术室人员对患者的关爱。手术室专门为患者准备了投币式的储物柜以方便患者存储衣物，旁边更衣更鞋处，我惊异地发现手术室还特意为儿童患者备有小鞋子、小手术衣。而在更衣间门口，贴有如何穿衣的示意图，让人一目了然。进入更衣间，手术室专门为患者备有一个"八宝箱"，里面准备有卫生棉、一次性内裤、卫生纸、湿巾纸等，供手术患者使用。小箱旁边还设计有紧急呼叫铃，让患者在紧急情况时按铃通知医护人员，能得到及时的救助。更衣室旁边就设有洗手间，洗手间内不但有整一套的洗手设备，干净整洁，还在墙上贴了完整的介绍洗手的宣教图片，厕所内也备有紧急按铃，按铃旁边详细地介绍使用说明。

等候区不仅为患者准备了舒适的等候椅，为患者播放电视节目，还备有各种画报供患者翻阅。由于局麻患者不需禁水，所以为患者准备了矿泉水。等候区的墙上贴有有关手术安全的宣教图片，让手术患者懂得如何来确保自己手术的安全性，减少异常事件的发生。门诊手术接待间是密闭的，但正对着等候椅的墙体采用了玻璃设计，方便护士观察病情。在这里，前台的护士会在前一天对患者做电话访问，告诉他手术前的注意事项，而在手术当日，前台护士又会在这里接待患者，做好体检后，详细地告知他手术当中的注意点。随后才能接受手术治疗，哪怕只是一个很小的肿块切除手术。而在手术间内，几乎每个房间都为患者备有温毯、暖风机、烤灯。一切的细致，都让我惊叹。

感控 无处不在

张宇平

　　在台湾，不仅是专业人员，就连普通民众也存在很强烈的感控意识。在公共场所，很大部分人会自觉佩戴口罩，预防疾病感染。在医院，走廊、病房、大厅甚至电梯等，所有公众接触的地方都安装有免洗手消毒液。每个病室门旁和每个病床前都放置干洗手液，随时取用。在员工心里"手"护健康，重视手卫生这个观念已深深地在心里扎了根。

　　进入加护病房，门口左右就有两个洗手池，张贴着洗手时机及洗手步骤，提示进入加护病房前必须洗手。印象最深的是在病房，每位医护人员接触过患者，主动、积极地进行手消已经成为一种习惯。不仅仅医务人员，护工的感控意识也非常强烈，记得有一次我不小心接触了垃圾车，护工阿姨马上叫我赶快洗手。每一层电梯的按键牌旁边，都有"戴工作手套者请勿按电梯"的宣传标语，还有注意咳嗽礼仪的温馨提示。在这里，控制感染，不仅是医护人员的责任，也是每一个患者和家属的责任。

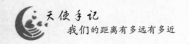
真正的出院服务

余　瑜

　　什么是真正的出院服务？不是给患者开出院证、开药、作出院宣教、留联系电话如此简单就可以了，而是出院前由医生和护士共同商议患者出院去向的问题，由出院服务准备中心接管，并对出院的患者一一进行评估，且对出院患者予出院后3天、出院后7天的电话回访，期间由药师、护理师、医师、营养师、护工等多团队合作但分工明确。目的是方便患者，缩短住院日和降低再住院率。她们称这个部门的护士为个案护理师，即针对这个患者的具体情况来制订照护计划，而不是按照常规的方法去护理。

　　在患者出院时，他们要根据评估制订的照护计划，与患者、家属沟通，并征得同意，签订同意书后，才能提供居家照护。一般情况下每周两次，有特殊需要随时安排。每次服务时首先由医生作评估、开出医嘱，整个过程只收取较少的费用。遇到经济条件差的患者，他们还会进行社会募捐或向有关部门申请一些经济支援，以帮助患者渡过难关，这样的关怀和照顾诠释了什么是全程服务和社会关爱。

心有千千感

章雅杰

步入义大医院门诊大厅，随处可见温馨提示、便民措施及图文并茂的宣传材料，就如唠叨的母亲有诸多不放心要交代，流露着对子女无限的关爱与呵护，看后一股暖流涌入心头；整个医院颜色均为暖色系，从墙壁到地面，从床扶栏到病床，从被单到工作服，大大减少了视觉造成的冰冷与恐惧，让患者在温馨的环境下安心休养；随处可见的志工，是医院一道亮丽的风景，他们都出于自愿，不以获取报酬为目的，伴随柔声细语与轻盈的脚步，出现在医院每个角落，为大家排忧解难。

医院部门规范设计也充分体现"以人为本"、以方便患者就医为原则：一层设有骨科，方便车祸或意外的疾患，不用上下楼梯，且隔壁即是 X-RAY、CT、MRI；还有神经内外科，这些患者不宜到高层。同时为了方便患者与家属起居，医院在负一楼设有饮食部、洗发室、邮局、面包房、服装店等。在三楼加护病房与手术室之间设有祈祷室和佛堂，给予患者及家属心灵层面的支持与慰藉，以宗教及信仰的力量使患者在精神层面有所寄托。

当然，"以人为本"也体现在对内部员工方面，慎密而周到的临床专业能力进阶制度及护士职业生涯规划，让护士在成长过程中有计划、有目标、有成就感；员工交谊厅、各种社团活动、员工关怀与咨询园地等让忙碌疲惫的心灵得到修正，当心事需要被倾听、压力需要被释放、困惑需要被指引时，医院有专业组织伴其走过人生的转角，让心灵自由呼吸，走出人生的低谷。我们有幸参与了今年的义大护士节，其中护理部香副部长的一句话让我记忆犹新：每到节日，我们这些领导就是护理师们的仆人，甘愿为大家服务。

的确，在义大，处处能感受到"以人为本"的服务理念。义大拥有科学、全面、实用的资讯系统，包括临床护理作业、人力资源管理、品质管理、资产及物资管理、临床教学系统、药物安全管理等，其中药物资讯一块做得非常细致而深入。药剂科有专门的网站，内容丰富实用，为临床药物安全管理提供了强有力的保障，如药物说明书查询、异动药品定期公布、与食品有交互作用的药物、易致跌倒的药物、不易碾粉末的药物、有年龄限制的药物等等一应俱有，网站内容定期更新。

其次，门诊的诊间预约，让患者可以在就诊当天通过上网查询了解就诊情况，不必过早等在医院，也可以在医院的咖啡厅、西餐厅屏幕上随时掌握就诊情况，在放松惬意的环境中等待就医，可想而知，心情就不会那么的急躁不安。

在教学方面，系统可以查询内部及外部课程规划，根据需要进行报名，如没有时间上课，可以参加 MOD（多媒体随选系统），然后参加网上考试，若考核通过则予以计学分。如参加院外课程，学习后需要撰写心得与同事分享。各个系统开发医院均成立小组，内有 IT 工程师、护理人员等相关成员，首先是达成需求共识，拟定计划、定期开会讨论，系统开发后单元测试，使用后问题回收再进行系统修改完善，然后才全院各单元正式上线。

在台湾医院，有一种先进的、人性化的医疗照顾模式——安宁照护。为了促进安宁缓和医疗的发展，尊重不可治愈末期患者的医疗意愿及保障其权益，台湾地区的卫生管理部门，通过了"安宁缓和医疗条例"。人生终有一死，绝症患者的死亡并非医疗的失败，未能协助患者安详往生，才是医疗的失败。"安宁照护"就是针对末期患者与家属的一种全人、全程、全家、全队的照顾，是由一组专业人员，提供一些医疗护理方面的服务，来缓解末期患者所有的不舒适及症状，陪伴末期患者走完人生的最后一程。整个照护过程中，患者有最大的自主权。家属可以全程参与患者生活上、社交上、心灵上的需求，满足患者的愿望；并帮助患者和家属面对死亡做各种调适，真正做到生死两无憾。泰戈尔《飞鸟集》中"生如夏花之绚烂，死如秋叶之静美"的唯美诗句是"安宁照护"真正的目标。

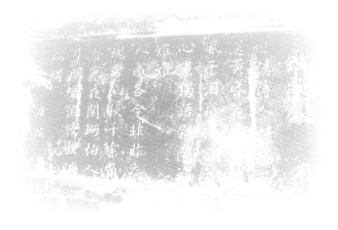

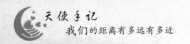
两地情思
一水相牵
心息相通
深情必见

时间
一页页翻过
留下回忆
所以美好
然后珍藏
······

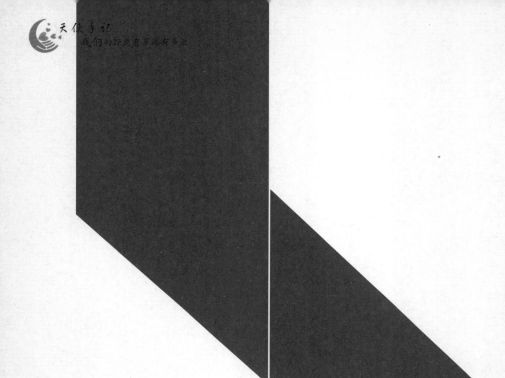

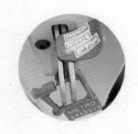

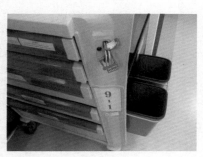

　　在义大，病房抢救车的车锁引起了我们的极大兴趣。这种红色的类似密码锁，将数字转到对应编号即可打开。而且这种锁是单次使用，每打开一次就需要换锁，并要将锁上的编号上报，使药物的安全大大加强。在抢救车内，不仅清晰地罗列各种常见抢救药品，还为它们都配上了图片，护士在使用时能够一目了然，更加方便快捷。（高建红摄）

关于各种标志的说明和分类虽然我们也在做，可是与义大相比较，不得不感叹他们的细致入微。他们的共性类图标通常色彩鲜艳，引人注目。更重要的是，他们还对每个患者可能存在的护理隐患也都有标志。例如身体部位的制动、出入量的记录、输血的血型等，这样做不仅能降低护士交接班所带来的遗漏，而且护士在巡视过程中也能加强观察重点，护士、医生、患者自己、陪人家属等都能一目了然。这也给我们不少启示，特别是左右手禁做治疗标志，对于我们科室来说非常受用。（高建红摄）

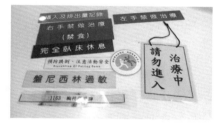

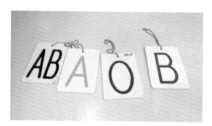

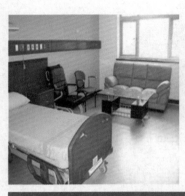
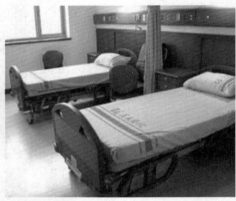

单人间   双人间

西方文学中，蓝色更让人沉静，面对病痛，也让人更懂得坚强面对。床头灯柔和的光就像护士的轻语，夜间的呢喃，抚慰心灵。（叶兰英摄）

　　走进病房，如我意料之中的一样整洁
敞亮。没有过多装饰，没有过多言语，带
给我的却是无尽的温馨。不管是单人间还
是双人间甚至三人间，空间布局都很合
理，留足够的空间让护士推着操作车进进
出出，同时患者及家属间也留有相对的私
人距离。（叶兰英摄）

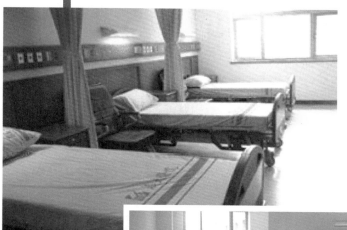

三人间

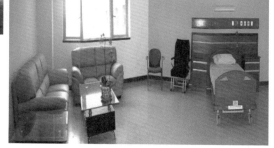

VIP病房

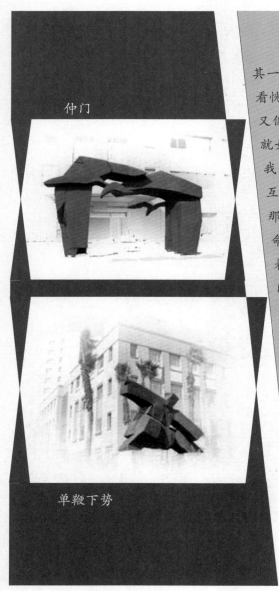

仲门

单鞭下势

义大门前有两座雕塑，其一为"仲门"，他外形初看恍如两人对招，细细品味又像是两个互揖的礼士，就如我们此次台湾之行，我们相互切磋交流，又相互学习改进。仲门屹立在那里，感觉他仿如是有生命的个体，无时不提醒着我们、警醒着我们。门两侧的人，又像是我们和患者，我们帮助他们，而病人也教会我们，相互的尊重和理解撑起了这扇门，沉重而又和谐。

（叶兰英摄）

按理说，作为一名医务工作者，对于死亡，我是不陌生的，但事实上，我被迫陌生。我正视生命的意义，珍视生命的珍贵，那么，死亡呢？生命尽头的事情，我从不敢深思过。义大对死亡的诠释，让我震撼。将死亡赤裸裸地摊放在我面前，逼着我正视，一个声音不断告诉我，这就是他，这就是死亡！当然，患者和家属看到的也和我一样。"于心何忍"，是啊，我于心何忍，你又于心何忍？我没有多说什么，只有沉思。

（章雅杰摄）

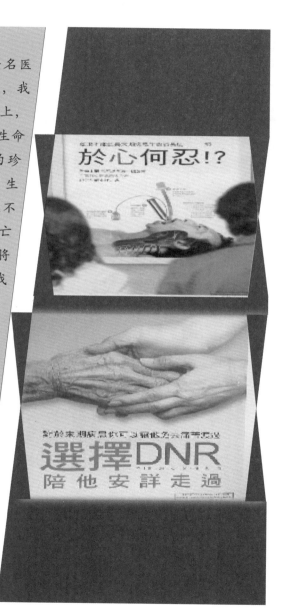

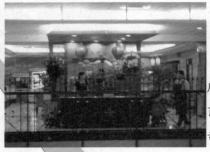

西餐厅

医院楼下简直像个大商场，服装店、咖啡厅、蛋糕店、西餐厅，商品琳琅满目，而我，则眼花缭乱了。阿长告诉我，这些都是为了方便患者。患者住院期间，相较于平时，生活需求是不减反增的，还有家属的生活需求。将各式各样的商店设在医院内，患者和家属可以不出医院就买到想买的，减少患者独自离院的几率。

（叶兰英摄）

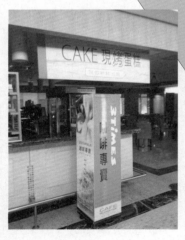

蛋糕店

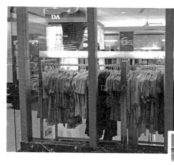

服装店

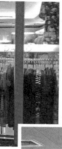

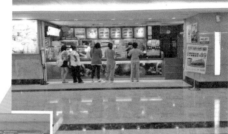

奶茶店

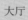

大厅

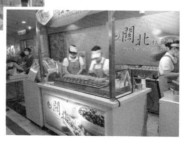

小吃店

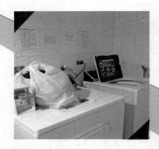

洗衣机

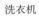

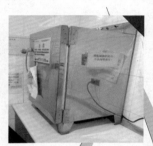

蒸饭机

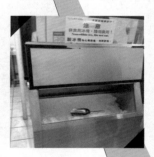

制冰机

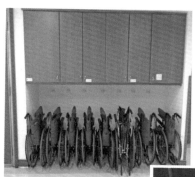

排列整齐的出借轮椅

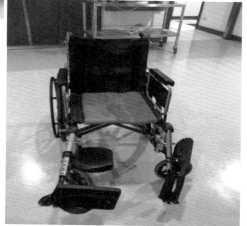

为特殊患者提供的多功能轮椅

　　每个病区都有免费出借的轮椅，排得整整齐齐。对特殊患者还提供多功能轮椅。此外，病区还有蒸饭机、洗衣机和制冰机，充分考虑到患者的需求。这一切无不惊醒我，患者来医院不仅仅只为了看病，在住院期间，他们同样有享受生活、享受人生的权利。（叶兰英摄）

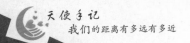
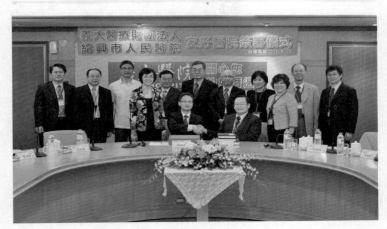

我院与台湾义大医院双方签署友好合约书

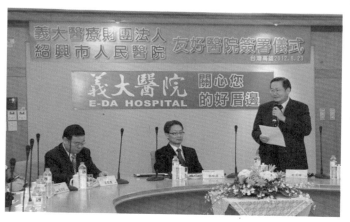

义大医院杜元坤院长致欢迎辞

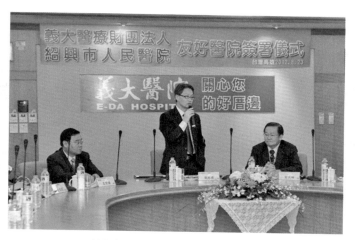

绍兴市人民医院郭航远院长致答谢词

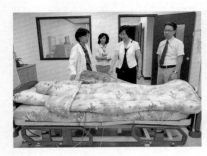

模拟加护病房

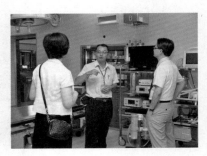

微创手术训练中心

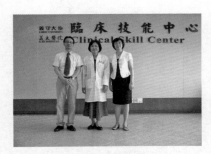

郭院长一行在义大医院副院长蔡淳娟的
陪同下，实地参观了该院临床技能中心

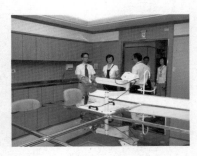

显微手术训练室

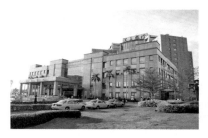

义大全景

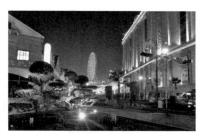

义大夜景

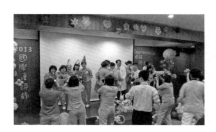

与义大医护人员共度护士节

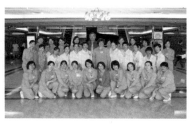

与义大医务人员合影

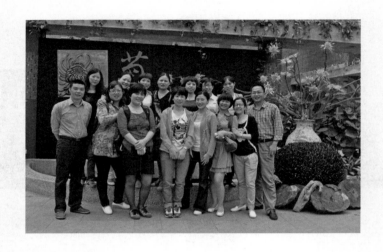

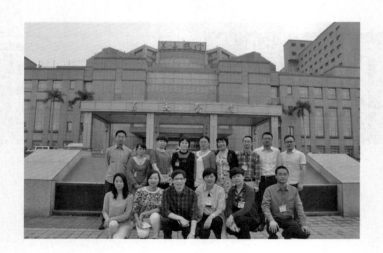

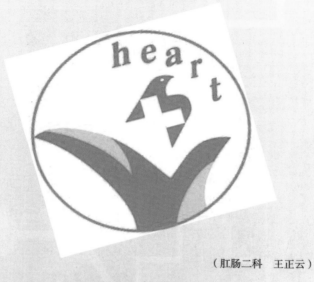

（肛肠二科　王正云）

克里米亚战争，那时的我们还是小树苗，柔弱的队伍撑起和平的希望，小小的提灯，微微的灯光，墙上映着我们的影子，亲吻着你、守护着你。几百年后的我们，成长为茁壮的绿荫，蓊蔚盎然，我们的肩膀仍撑起大家的期冀，亘古未变的是心的声音。

你的心怀
我的心术
为医惟悴
为伊惟悴
纵使一年不将军
不可一日不揆辛

柔情

恰似你温柔

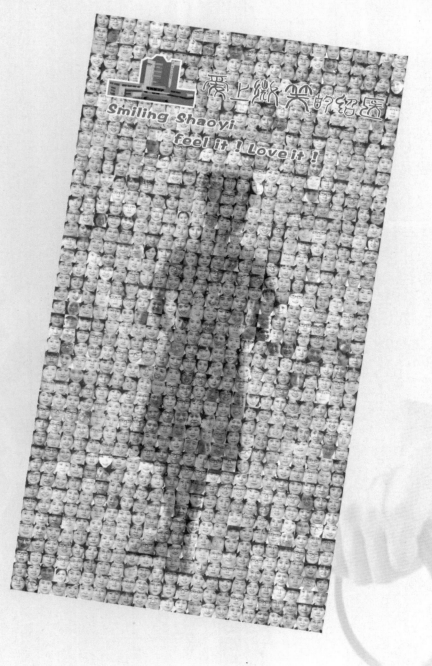

舐犊沾衣襟

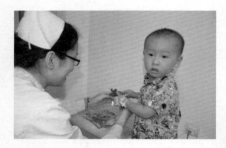

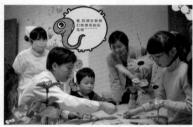

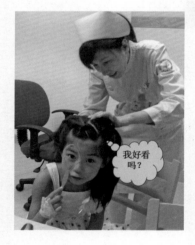

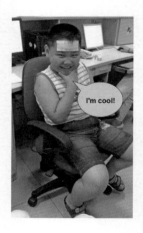

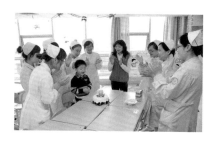

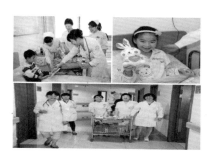

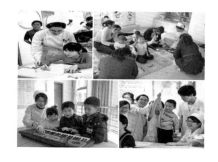

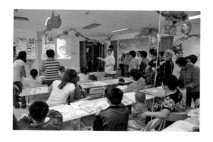

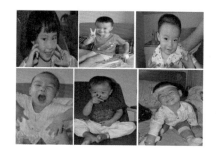

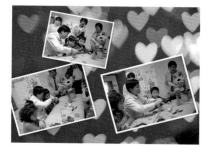

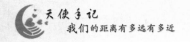
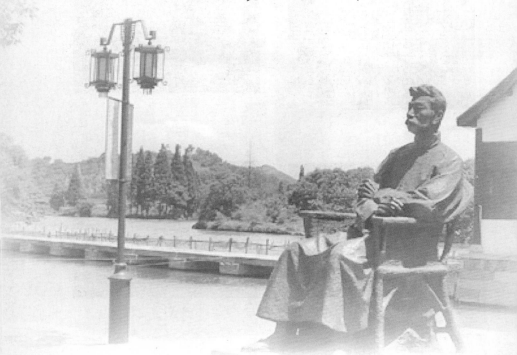

玉壶冰心堪晶莹

人生自有真善美

一声长叹泪沾襟

舐犊情深数背影

绿叶于根丝丝情

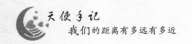

护理门诊在"长大"（一）

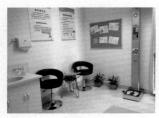

糖尿病门诊室

"我得了糖尿病，该怎样吃？""我能吃水果吗？""这样注射胰岛素正确吗？"……类似的问题，门诊医生很难在有限时间内给患者详尽地解答。

为了细化对糖尿病患者的服务，提高患者对糖尿病的自我管理能力，帮助患者实现血糖的良好控制，预防和延缓糖尿病慢性并发症的发生、发展，我院于2012年4月开设了糖尿病健康教育咨询门诊，由内分泌代谢科护士长和糖尿病专科护士坐诊。

该门诊开展糖尿病个体化的饮食教育、运动教育，指导用药、自我监测、足部护理、胰岛素注射技巧、低血糖防治、应激应对等个性化的教育服务，提出了"我们提供的不是药物处方，而是健康教育与技能指导"的服务理念，并将定期进行糖尿病健康教育讲座，让每个糖尿病病友积极面对生活，提高生活质量。

我院糖尿病健康教育咨询门诊自开诊以来为医院赢得了较好的社会效应。为提升健康教育品质、完善护理服务内涵，糖尿病健康教育咨询门诊更是结合需求，积极创新，启动了服务新模式——个案管理模式，为健康教育咨询门诊患者提供评估、计划、实施、监督、协调及连续的随访，营造规范、个体化的健康教育服务氛围。

在医院领导和相关职能处室的大力支持下，内分泌代谢科门诊服务流程得到了优质细化，糖尿患者者可以在诊区内完成相关诊疗，得到了广大患者高度赞扬。另外，我院还专门开设了糖尿病教育室，以集体听讲与讨论相结合的形式进行糖尿病健康教育培训，糖尿病专科护士采取"带着问题学习"的方法设计每一节课的问题，使患者掌握要点，从而提高糖尿病患者健康管理的及时性和有效性。

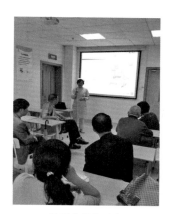

糖尿病教育课堂

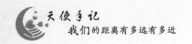

护理门诊在"长大"（二）

　　随着医学科学技术的快速发展，护理工作向专科化方向发展的步伐日益加快。近两年多来，在医院各级领导的重视与支持下，我院在各重点护理领域培养了 10 多名专科护士与 1 名国际造口治疗师，先后开设了 PICC 门诊、伤口/造口门诊、糖尿病教育咨询门诊等，打响了我院护理服务品牌。

　　为进一步对全院伤口、造口和失禁患者提供优质、高效的专业化服务，同时为专科护士搭建发挥专业水平的业务平台，护理部经过前期的积极筹备，将全院慢性伤口护理包括换药室、伤口/造口门诊、PICC 维护门诊等进行了统一管理、规范整合，通过内涵提升，外延扩展，为门诊、住院患者提供专业化、同质化护理，以带动医院伤口护理水平的提升。

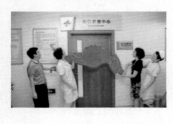

　　2012 年 6 月 26 日，"绍兴市人民医院伤口护理中心"正式成立，并在门诊第二诊区举行了揭牌仪式。"小伤口，大学问"，如今伤口换药已经纳入专业护理范畴，它是一门学问，需要专业人员对各种伤口状况作出全面评估，然后制定因人而异的护理方案，并运用先进的伤口护理理念，利用新型的护理产品提供各种伤口护理、造口护理、失禁护理等，减轻患者痛苦，促

进患者康复，让患者早日回归社会。伤口护理中心这一新型医疗护理模式的建立，在提升我院护理品牌的同时，必将为广大患者带来更加便捷、更加高效、更加人性化的护理服务，造福于患者，也标志着我院专科护理工作又上了新的台阶。

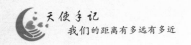

护理门诊在"长大"（三）

流产后关爱（PAC）是指流产后并发症的医疗服务、流产后计划生育服务、流产后咨询服务、流产后社区服务以及流产后生殖健康综合服务的总称。

我国平均每年有 800 余万例人工流产，重复流产率更是高达 50%，由此造成的并发症高达 30% 以上，很多年轻的女性甚至错误地把流产当成一种避孕的措施，这严重威胁着妇女的身心健康。

为此，我院妇科在全市率先开设 PAC 关爱项目，并于 2013 年 1 月 28 日正式启动该门诊。在 PAC 关爱门诊内，每天上午由专职教育护士进行集中宣教，指导科学避孕；安排流产患者在私密诊区进行面对面的咨询；配备教具和模型，对流产后妇女避孕方法中存在的问题进行一对一的指导；术后通过电话随访，将关爱延续。

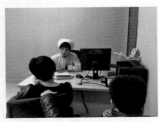

PAC 的实施旨在通过宣教使流产妇女掌握避孕知识，提高有效避孕率，减少意外妊娠和重复流产的发生，从而能够减少因避孕不当引起的并发症和合并症，减轻流产对其心理的不良影响，提高人流手术后避孕率；能为未婚青少年提供正确的避孕指导，使其正确有效地使用避孕方法来降低意外妊娠发生率，保护她们的身心健康。

护理门诊在"长大"（四）

医院的护理门诊是一个综合门诊，目的是为广大患者提供一个集康复、营养、心理护理等为一体的综合护理场所，为前来就诊的患者及家属解决各种护理问题，

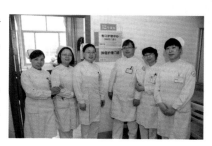

并提出科学的指导和建议，以使患者在护理方面少走弯路，加快康复。

护理门诊拾遗补缺，捡起了医生顾不上的活，切实解决了不少患者和家属的苦恼。护士坐门诊，这实际上是一种医疗服务的需要。在护理技能和技巧方面，护士甚至要超出医生。护士坐门诊能很好地弥补医生的不足，更重要的是把自己宝贵的护理经验传给了大家，患者受益很大。

护理门诊在国外已经开展得比较普遍，国内则刚刚兴起，比如伤口护理门诊、造口护理门诊、止痛门诊等。

随着医学科学的快速发展，护理新技术不断运用于临床工作，很多技术由病房延伸到了门诊，也由此带来了一系列的问题，例如由于肿瘤化疗的需要，患者

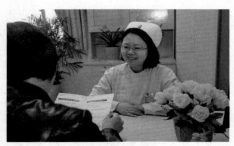

需在手臂留置用于长期输液的 PICC 置管，时间可长达 6 个月至 1 年，其维护有很强的专业性，如果维护不当，就可能发生感染、导管断裂在血管内等不良后果。因此，带管患者出院后的导管维护也成了此类患者的难题，许多患者需重返原置管科室进行导管维护，影响了病区的管理秩序，而在上海、杭州等外地手术后出院带管的患者，更是存在诸多不便。

患者的需求就是我们工作努力的目标，护理部鉴于医院早在 2003 年就在胃肠一科、胸外科、乳腺外科、血液科等科室开展了 PICC 工作，护理人员熟练地掌握了此门技术这一优势，2010 年 3 月，我院设立我市首个护理 PICC 门诊，为此类患者带来了极大的方便。

市区张先生成为门诊接受此项服务的第一人，他在护理后高兴地说："市人民医院推出这项护理服务，对我们接受化疗的患者来说真是太好了，给我们带来了极大的方便，我们再也不用担心 PICC 置管维护了！真是太感谢你们了！"

除开设 PICC 护理门诊外，我院先后开展造口护理门诊、糖尿病护理门诊、肿瘤专科门诊等，具有主管护师以上职称、熟练掌握专科护理技术的护理人员担任技术操作工作，由具有副主任护师以上职称的护理人员担任相关健康咨询工作。她们在维护导管的同时还为患者提供与疾病相关的健康知识，如对自身疾病如何进行监测，教会患者进行自我护理、怎样进行功能锻炼；当患者遇到心理上的困惑时，还会给予心理上的支持与帮助。同时，陪同患者就诊维护门诊的家属还可以通过护理专家的指导学到相应的护理知识。

随着社会的老龄化及肿瘤疾病的低龄化趋势，肿瘤的发病率正在逐年上升。为了提高肿瘤患者的生活质量，使他们获得正确的居家护理、康复指导、心理调适、营养保健、疼痛控制及功能锻炼等方面的知识与技能，我院护理部特别开设了肿瘤护理／咨询门诊。由一批具有较高业务水平和专长，能较好地解决实际专科护理问题的肿瘤专科护士及相关科室护士长轮流坐诊，旨在通过科学化、专业化的指导，帮助患者尽快恢复生理、心理及社会的最佳状态，使他们尽快回归社会。

肿瘤护理／咨询门诊的开设同时也拓展了我院护理人才开展护理服务的主战场，为他们施展才能搭建了更加广阔的平台，达到了双赢的目的。以糖尿病为代表的慢性病，普通市民除了在医生处进行治疗之外，得到的保健知识非常有限，往往仅能依靠网络和书籍来填补。我院护理门诊的开设就解决了这一难题，坐诊的护理专家可以精确地给患者制定每一餐该吃什么，每天该如何做运动，制定个性化的治疗方案。

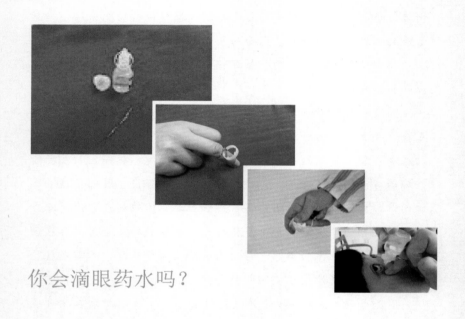

你会滴眼药水吗？

　　眼科患者使用眼药水时，滴药高度不易掌握，眼液瓶口易触及睫毛或眼睑造成污染。为避免此问题，眼科的护士们经过反复考量讨论，改进滴药方式，不仅有效保持眼液瓶口与眼睑的距离，此方法还制作方便，零成本，具有较高的优越性。

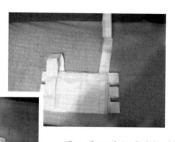

乖乖听话的包扎带

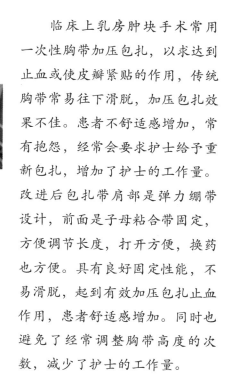

临床上乳房肿块手术常用一次性胸带加压包扎，以求达到止血或使皮瓣紧贴的作用，传统胸带常易往下滑脱，加压包扎效果不佳。患者不舒适感增加，常有抱怨，经常会要求护士给予重新包扎，增加了护士的工作量。改进后包扎带肩部是弹力绷带设计，前面是子母粘合带固定，方便调节长度，打开方便，换药也方便。具有良好固定性能，不易滑脱，起到有效加压包扎止血作用，患者舒适感增加。同时也避免了经常调整胸带高度的次数，减少了护士的工作量。

雾吸面罩寻家记

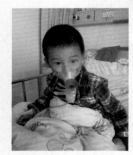

一个圆圆的大脑袋,拖着细细的小身板,那就是我——雾吸面罩。别看我身板小,我的作用可大了。咳嗽的、咳痰的、气喘的患者,尤其是儿科的小患者,经常会用到我。一直以来,我都在寻觅我的家。有人把我放到塑料袋里,把我闷得喘不过气来!有人把我晾在厕所,臭死我了!还有人把我晾在输液架上,那可是别人的地盘。终于有一天,在小儿外科,我找到了我的家,我一下子钻了进去。瞧,大圈圈搁着我的大脑袋,小圈圈挂着我的小身板,躺在里面多惬意呀。我在里面摇啊摇,我仿佛听到了一首熟悉的歌曲——野百合也有春天!

竟然把我挂在厕所里,快放我下来!

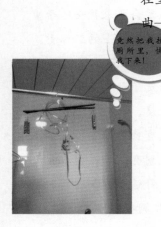

快放我出去,好闷啊!

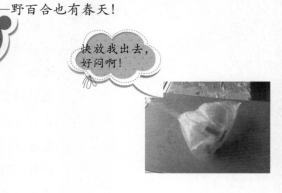

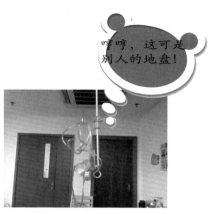

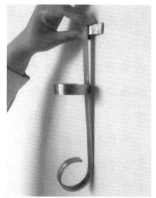

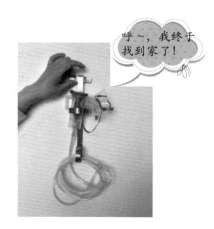

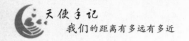

化疗之后有新法（一）

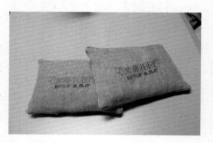

化疗是治疗恶性肿瘤重要手段之一，但化疗所致的恶心呕吐可影响患者食欲，严重时可导致患者营养缺乏、脱水和电解质失衡等情况，从而会减弱患者的免疫力，降低对治疗的依从性，影响正常化疗进程。

目前，临床上常用甲氧氯普氨、5-HT3受体拮抗剂等药物进行止吐治疗，多数患者使用后仍会出现不同程度的恶心呕吐。为增强止吐效果，提高患者舒适度和治疗的依从性，我科从患者的需求、利益出发，通过文献学习，利用中草药在防治化疗恶心呕吐方面的独特优势，选用艾盐包热熨中脘穴预防化疗所致的恶心呕吐。

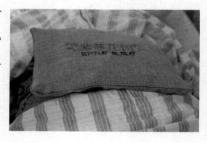

艾盐包制作和使用很方便，将粗盐和艾绒按3:1比例混合装入优质厚棉布袋即可，使用时将艾盐包通过微波炉加热后热熨中脘穴，于患者化疗当天开始使用，每日一次，3-5天为一个疗程。

艾盐包的作用机理是借助艾盐的温热刺激，通过经络传导而起到疏通经络、调整胃肠之机的作用，使阴阳气血调和，胃肠蠕动恢复正常，减轻恶心呕吐。我科应用一段时间后取得了较好的护理效果，得到了患者的广泛好评。

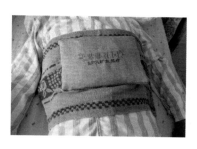

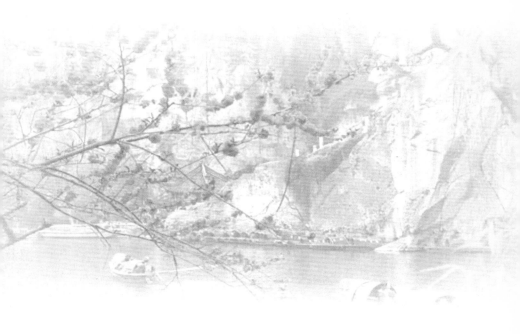

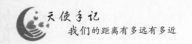

化疗之后有新法（二）

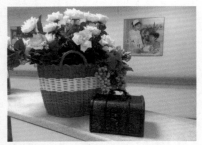

化疗是目前治疗恶性肿瘤的主要手段之一，化疗后恶心呕吐是其最常见的毒副反应之一。研究表明，化疗药物可使胃肠嗜铬细胞释放 5-HT3，使迷走神经兴奋而引起呕吐，有化疗史的患者因条件反射也可产生由于精神因素引起的中枢性呕吐。频繁呕吐不仅会引起营养不良、代谢紊乱、机体功能减退等，更严重影响患者的生活质量，导致患者对以后的化疗产生较差的依从性，从而影响进一步的治疗计划和疗效。

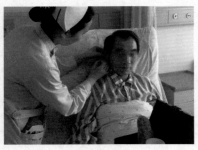

中医认为，人的五脏六腑均可以在耳朵上找到相应的位置，当人体有病时往往会在耳廓上的相关穴区出现反应。刺激这些相应的反应点及穴位可起到防病治病的作用，这些反应点就是耳穴。

耳穴压豆是以中医医学理论为指导，以经络腧穴学说为基础，刺激人体特定的穴位，激发人的经络之气以达到调整人体机能、祛邪扶正的治疗方法。有研究指出，该方法能提高患者的耐受性，利于化疗方案的顺利进行。

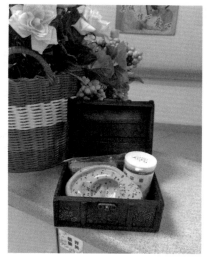

肛肠外科（一）的护士在查阅了大量相关文献、咨询院内中医科专家之后，借鉴上级医院的临床经验，应用循证护理的方法，率先在科内开展起耳穴压豆护理，以缓解患者因化疗引起的恶心呕吐症状。此举因安全、有效、简便、低价，获得了化疗患者的一致好评！

秉承中华五千年文化的博大精深，发扬中国医学的浩瀚深远，我们希望多用心、干实事，用知识的力量和优质的服务为患者带来福音，使"以人为本"的优质护理观念得到不断深化和开展。

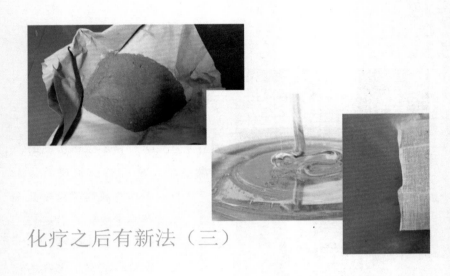

化疗之后有新法（三）

　　化疗是癌症治疗的重要手段之一。化疗可导致患者出现胃肠道反应，出现恶心、呕吐、纳差等，导致机体内水分丢失，进食量减少，使大便量少而干硬；化疗后应用5-HT3拮抗剂类止吐药，抑制胃肠蠕动，易发生便秘；化疗患者活动无耐力，常卧床休息，导致肠失传导而致便秘。中医有论：脐即为神阙穴，是十二经络之根，生气之源，五脏六腑之本，刺激神阙穴，使患者阴阳调和，胃肠蠕动增加，达到泻下通便的目的；脐部表皮角质层薄，屏障功能弱，且脐下无脂肪，皮肤与筋膜、腹膜相连，并有神经血管，此处有对药物强而迅速的吸收能力，从而能有效地发挥治疗作用。大黄具有泻热便、解毒消痈、行瘀通经、清热除湿之功效。蜂蜜有补中益气、止咳、润肠、解毒、助消化等功能。醋是酸性食物，

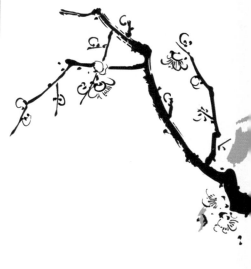

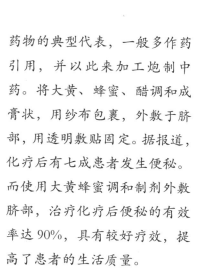

药物的典型代表，一般多作药引用，并以此来加工炮制中药。将大黄、蜂蜜、醋调和成膏状，用纱布包裹，外敷于脐部，用透明敷贴固定。据报道，化疗后有七成患者发生便秘。而使用大黄蜂蜜调和制剂外敷脐部，治疗化疗后便秘的有效率达90%，具有较好疗效，提高了患者的生活质量。

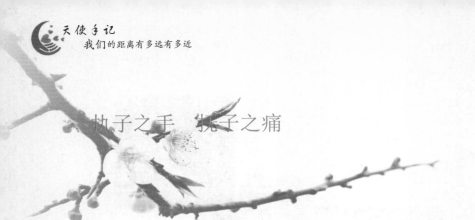

执子之手 执子之痛

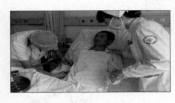

牵手，包含了亲情的语言和行为。我院护理部在开展人性化护理的基础上，推出护理牵手服务，体现了护士对患者的关怀、亲情和零距离。

我院开展的护理牵手服务主要是针对患者在实施有创治疗和手术前、中、后出现的紧张、恐惧心理，到目前为止，全院各科已广泛开展，如PICC置管、腰穿、胸穿、肾穿、骨穿、膀胱镜检查、人工流产、介入治疗、ERCP以及手术等20多项内容。当患者比较紧张时，会有一名护士专门陪伴在患者身边，与患者零距离接触，除了进行语言上的安慰外，运用非语言的肢体安慰，为患者提供心理上的支持，达到减少或降低患者不适的程度，得到了广大患者的好评。

我们的职业，从一开始就决定，这不仅仅是一份简单的工作，让生命之源永不枯竭，让爱的气息永驻人间，更多的是需要体会。

"特殊"的气切敷料

神经内科大面积脑梗死患者病情多很危重，常伴有意识障碍、舌后坠、吞咽反射减弱或消失，导致呼吸道分泌物不能自主 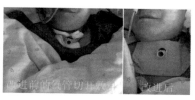 排出，易并发窒息而引起生命危险，需通过气管切开来解除呼吸道梗阻，保持气道的通畅。

气管切开患者若护理不当可引发切口感染、下呼吸道感染等并发症，导致住院时间延长、费用增加，严重者甚至死亡。因此，气管切开护理显得尤为重要。

临床上我们常采用常规的气切纱布换药来预防感染，但因患者分泌物多，常需频繁更换纱布敷料，一方面增加了护士的工作量；另一方面效果也不佳，因局部潮湿患者也感觉不舒适。

通过改进，我们将原用于防治压疮的康惠尔泡沫敷料用于气管切开伤口换药，效果良好。因泡沫敷料由聚氨基甲酸和聚乙二醇多孔泡沫组成，其吸水性明显强于普通纱布，避免了局部皮肤长期处于潮湿的状态，从而降低了气管切开患者感染的发生率，提高了患者的舒适度，也减轻了护士的工作量。

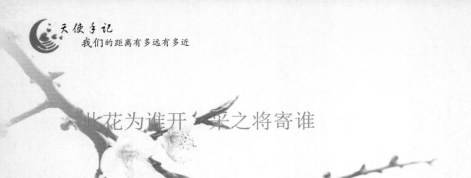

此花为谁开，采之将寄谁

一年一度的 3 月 8 日，已被时尚地称为"女生节"、"女人节"。每当这特殊的节日，我们心内科的姐妹们都早早地从网上采购了做丝网花的材料，放弃休息时间，利用自己的巧手，精心制作出一朵朵娇艳美丽的工艺花朵。

节日当天，我们会把亲手制作的工艺花送给我们的女患者及护工阿姨们，道上一声真挚的"节日快乐"。看到她们脸上洋溢的惊讶和感动，听到她们连声的感谢和称赞，我们感受到了工作之余的满足和快乐！

其实，好些住院久的老年患者已不记得这节日。时间飞逝，在她们身上，似乎只留下了苍老和病痛，在这个略被遗忘的节日里，收到如此难得小礼，也是种幸福！送上的是小小的手工花，却倾注了护士姐妹们满满的爱心与祝福！

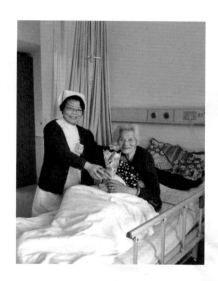

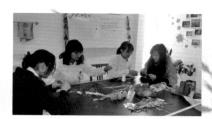

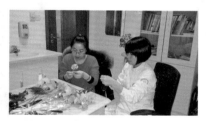

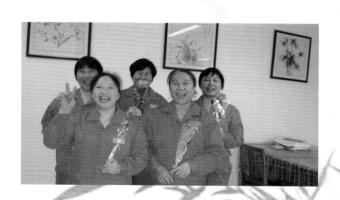

看似清清茶　情意浓浓处

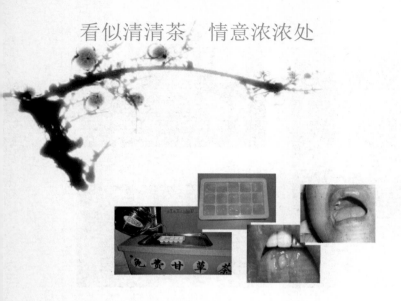

　　口腔黏膜反应是头颈部放疗患者常见的并发症之一，当放疗至 20～30GY 时，口腔黏膜急性充血、水肿，随照射剂量的增加，有的黏膜破溃形成溃疡，一些坏死物质沉积于此，形成一层白色的膜，并伴有口咽部充血、糜烂、溃疡，患者疼痛难忍，进食困难，有些患者甚至连喝口水都痛苦不堪。

　　我院放疗科的医务人员通过查阅大量文献得知，患者放疗前口含冰块，能减轻放疗时的充血水肿，从而改善口腔症状，而甘草茶有清热解毒功效，受此启发，我们制成甘草冰块，让患者放疗前15分钟口含甘草冰块，以减轻放疗引起的口腔黏膜反应。

衾抵腊月寒

在我院，入住康复中心的每位患者都会领到一条彩虹条纹的小被子，大家都叫它"七彩康复被"。

这是由于康复科的地理位置独立于住院总部外，患者外出检查需穿过长长的回廊及门诊大厅，而康复科的病房和治疗区域又不在同一楼层，患者在做治疗的过程中经常需作转运，在冬天，转运时温差变化比较大，容易使患者遭受风寒，所以为了御寒，患者往往要带着枕头、被子，既凌乱，也不方便。

针对这个问题，护士长在年初的工作计划中提出了增设康复科专用折叠小被的设想，并得到了护理部和后勤部的大力支持。从选材、设计到制作，康复科护士们群策群力，经过一次次的改良，一条集棉被、枕头、靠垫于一身的多功能"七彩康复被"就诞生了。

体会患者的不方便，是我们酝酿七彩康复被的起点，而团结协作，则是七彩康复被成型的基础。七彩康复被获得了患者和家属的一致好评，也让我们收获了成功的喜悦。

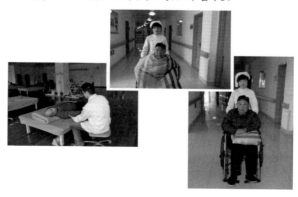

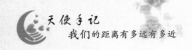
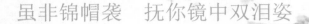

虽非锦帽袭　抚你镜中双泪姿

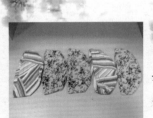

　　乳甲外科的一大特点就是女性患者比较多，当一位女性患上了乳腺癌，带给她的不仅是生理上的不适，还有心理上的痛苦。爱美之心人皆有之，一侧乳房切除已剥夺了女性一部分的自然美，而在化疗药物的作用下，头发稀稀落落，并且枕头上、床上、地上都"躺着"发丝，很多人难以接受"光头"这个现实。我们总是能看见她们对着头发黯然落泪，于是细心的我们给患者送上了一份温暖。

　　每当科室新增一位乳腺癌患者，我们都会送上一份经过我们精心包装的神秘礼物。这也是我们科室"关爱女性，关爱乳房"的粉红丝带活动之一。

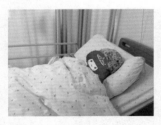

　　这薄薄的帽子看上去虽然没有其他帽子漂亮，戴着也没有假发好看，但是它轻便、舒适、温暖，同时还承载着我们医护人员的爱心。从此，眼泪少了，微笑多了，环境整洁了，连晚上睡觉都看她们戴着我们送上的帽子，她们说：戴上你们送的帽子，从头暖到脚！

　　一年多以来，我们一直传承着这份细微的关爱，送出了一批又一批的帽子。在未来的日子里，我们还将继续延续这份粉红色的情怀，让爱凝聚，让生命传递。"予人玫瑰，手留余香"大概就是这个意思，用至诚至热的爱，用温暖的双手，用友爱的心撑起一片健康的天空！

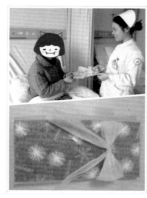

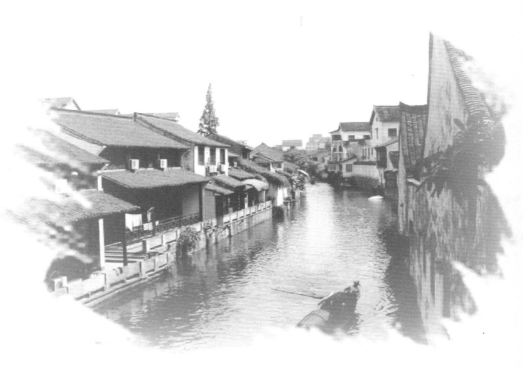

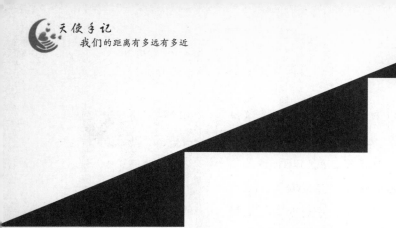

细微的改变却饱含温情

泌尿外科自开展优质护理工作以来，一直在努力改变，从细节上、人文上做文章，为患者提供安全、舒适、温馨的护理服务。今年根据护理部"SMILE"为主题的优质护理活动要求，结合我科特点，大家动脑子，想办法，针对日常工作中的细节问题进行了一系列改变：设计带管患者专用裤，保护了患者隐私，方便了患者，使患者下床活动时不再尴尬；自制膀胱镜检查患者保暖裤，使患者感觉温暖、舒适；为做尿流动力学检查患者准备马桶垫，使患者更加安全、放心。

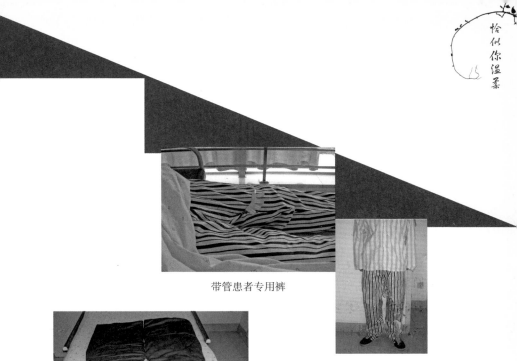

带管患者专用裤

膀胱镜患者检查保暖裤

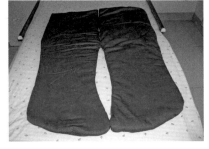

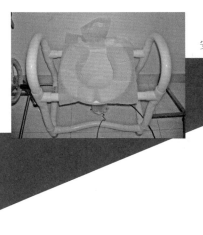

安全卫生马桶垫

杖藜扶你

　　测量体重是评估患者营养状况最重要的手段之一，住院患者定期测量体重已成常规。对于健康人来说，一上一下体重计即完成称重，不费吹灰之力。然对于老年患者、心功能不佳者、大手术后等体质虚弱者来说，要跨到 10cm 高的体重计上并不是那么容易，每一次称重都是对患者体能的考验，常需在旁人的搀扶下完成，不小心还会发生身体摇晃，甚至跌倒，一旦发生跌倒后果将不堪设想。针对这个现状，我们心胸外科的护士长周尧英看在

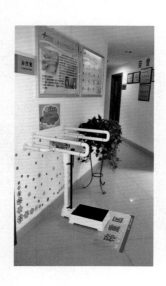
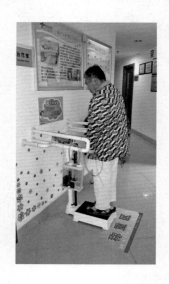

眼里，急在心里，怎样让患者安全、轻松地测量体重？在体重计两侧安装扶手，配上亲切的提示语……现在患者称重不再困难，不再需要他人的搀扶，不再担心发生摇晃、跌倒。看似微不足道的改变，却让每位患者感受到了这份细致和温馨。

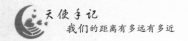

呵手送暖道真情

任窗外寒风肆虐，手外科病房内却真情满溢！科室一位严重手外伤的患者出院了，从她质朴的笑容和简短的话语中我们感受到了她内心的感动和喜悦，不仅可以回家过年，还有护士们为她戴上亲手缝制的保暖手套，伤痛的手也不用担心寒风的侵袭！大部分手外伤患者在术后需要较长时间的患肢保暖，患者出院都是拿家里的旧毛巾、旧衣服包裹患肢，这样不仅保暖性差，而且不美观。针对这一问题，科室护士自行设计制作了一款爱心保暖棉绒手套，在出院时根据需要赠送给患者。这样既可保暖，又能遮盖患者肢体的残缺。小小棉绒手套，传递的是一份温暖，奉献的是一份真心！

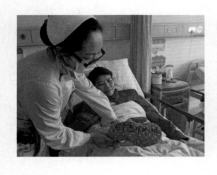 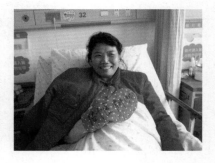

罗裳可振清曲

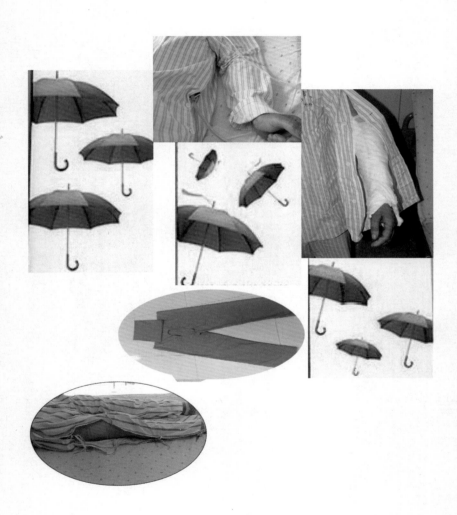

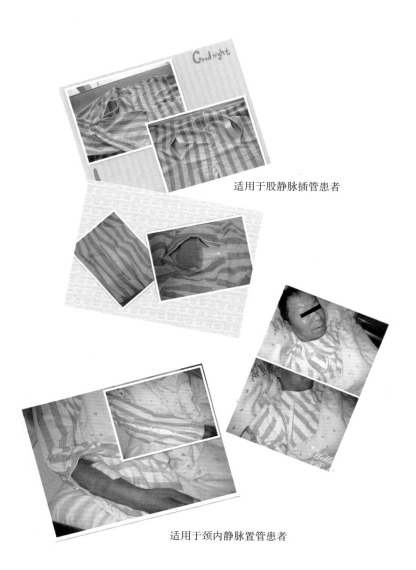

适用于股静脉插管患者

适用于颈内静脉置管患者

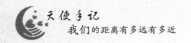
一谱罗裳曲

患者住院期间，穿着医院提供的统一病号服，但是由于患者接受各种不同的治疗，特别是住院时间长的慢性病治疗患者，统一款式的病号服显示出美中不足的地方，例如颈内静脉或PICC置管的患者，例如尿毒症建立内瘘的患者，又如长期放置引流管的患者等等，这类患者穿着普通病号服，在诊疗护理过程中存在穿脱费时、观察费力、操作不便等诸多问题。因此，我们根据患者不同特点，设计定制特殊需求的病号服。

爱心患者服一：把方领改成圆领，再把右上胸分开，适用于置有右颈内静脉插管的患者。

爱心患者服二：把内瘘侧手臂的袖子从袖口向内剪至20cm左右，装上扣子，适用于有内瘘的患者。

爱心患者服三：把普通患者裤子正面距裤腰约20cm处分开约10cm，适用于置有股静脉插管的患者。

改进后的患者服适用于留有各类血管通路的血透患者，其穿着舒适，较好地保护了患者的隐私，也避免了对血管通路的压迫，充分体现了护理人文关怀；同时也便于护士观察插管处局部有无肿胀、渗血等情况，方便血透操作，提高了工作效率。

在血管疝外科，下肢慢性静脉功能不全是一种常见病。这种病通常需要手术治疗，术后患肢从脚背到大腿都有弹力绷带包扎，腿围骤增，弯曲困难。这种时候，穿裤子就成了一件挺费力的事情。只穿短裤，不雅观，容易暴露隐私，患者也觉得尴尬，天气寒冷的时候还容易受凉。穿自己的裤子或者普通的患者裤又十分困难，且普通的长裤给检查伤口和换药也带来很大不便，很难达到节时、省力的目的。我们在长期的临床工作中，结合实际情况和患者的意见，反复思量，设计出了改良患者裤。在普通患者裤的基础上，改良患者裤在两个裤筒上各开了一排扣子，不仅保护了患者隐私，因腿部臃肿、活动不便导致的穿脱裤子麻烦

这一问题也得到了很好的解决，医生检查伤口和换药也方便多了，一举三得，患者直夸我们考虑周到。

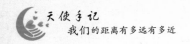

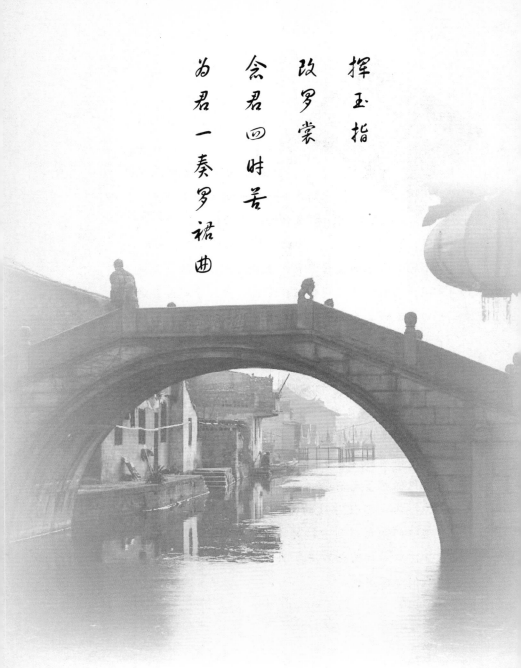

挥玉指
改罗裳
念君四时苦
为君一奏罗裙曲

工欲善其事

必先利其器

心之忧矣　视红为绿（一）

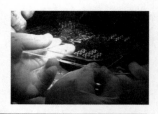

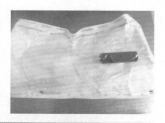

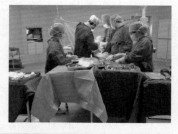

关节置换手术锯骨时产生大量的血沫、骨屑，由于动力的作用飞溅到手术人员的颜面部以及无影灯手术室墙面，再回落的部分骨屑直接污染手术部位。使用隔离挡板后，不但保证了手术野的无菌，也为手术人员做好了标准防护。

心之忧矣 视红为绿（二）

胸腔镜手术中用到的超声刀线、摄像头线、冷光源线、电凝线管理固定是一个难题。用小纱条在操作线上绕一圈打个结，然后用 Alex 固定在手术台的适当位置，不仅摩擦系数大，易固定，而且相较于直接用 Alex 固定，此种方式采用纱布活结，可任意改变电线长度，满足手术需要，在保证安全的同时，操作线不容易折叠、污染。

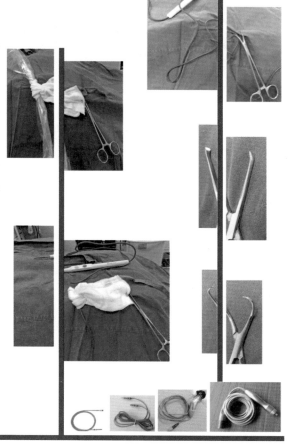

113

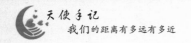
天使手记
我们的距离有多远有多近

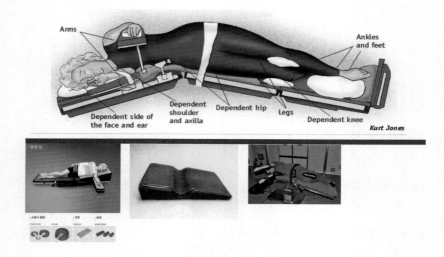

心之忧矣 视红为绿（三）

　　传统的侧卧位安置需把全麻手术患者抱起，胸下塞入枕头，耗费体力。这种体位安置不符合人体生理曲线，容易发生血管、神经损伤，造成术后上肢酸痛。经过临床实践，使用啫喱垫安置侧卧位既能最大限度减少体位对患者生理的影响，又能充分显露手术视野，安置方便、省力，又便于医生操作，使手术顺利进行，更能最大限度地保证患者的舒适与安全，避免各种手术体位并发症。使用侧卧位啫喱垫后，只需将全麻患者侧身、健侧上肢放入凹槽内，它材质柔软，塑形好，符合人体生理曲线，既节力、又安全。

快速生命测量

开展优质护理工作两年多来，我们深刻体会到，专业技能是基础，人文关怀是必要条件，科技产品是重要保障，这"三驾马车"缺一不可。

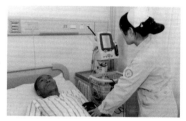

我院引进了源自美国的快速生命体征测量仪（SURE BP），并在消化内科、心胸外科率先使用。SURE BP 测量仪可在 15 秒钟内完成体温、脉搏、呼吸、血压等生命体征的测量，与传统电子血压计测量血压、脉搏需要 45 秒钟相比，它大大提高了护士的工作效率，并使患者更为舒适。同时，该设备与海泰病历系统可以通过无线信号模块直接传递信息，使测量好的生命体征数据直接导入到电子病历中，进一步解放了护士，使其有更多的时间为患者提供基础护理、健康教育、人文关怀等，积极营造良好的人文环境，让患者舒心、安心。

除依托信息技术解放护士，化被动服务为主动服务外，护理部还积极开展护理创新金点子征集活动，持续推进科室人文环境建设，取得了良好的口碑与社会效应。

"一亩三分地"的优质划分

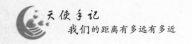

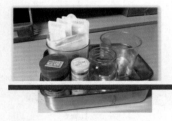

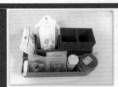

随着护理学科的发展,患者静脉用品增多,传统的治疗盘渐渐不能满足工作需要,还为护士工作带来不必要的麻烦。妇科的同事们经过反复思量,将传统的治疗盘进行改进,不管是材质还是格局都有了"质"的飞跃,多个小格划分让原本繁杂的物品有家可归,一目了然,取用时也十分方便,还做到了"垃圾分类从床边开始",在改进后的治疗盘中设立垃圾分类格,将锐器单独分离,保护了患者也保护了自己。

可调节的固定带

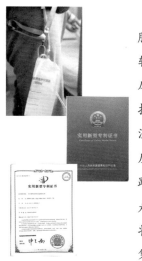

　　可调节长度的引流袋固定带，我院肝胆外科T管、腹腔引流管、导尿管等管道较多，而且腹部手术后的患者要求早期下床活动，下床活动时引流袋需要家属帮忙提着或者自己提着。假如家属帮忙提着引流袋的时候走路，必须非常小心，除了速度要保持与患者一致，而且必须提防与过路的他人刮擦；假如患者自己提着的时候走路，单手行动非常不便。如果有一个能将引流袋固定在患者身上的装置，则引流袋的使用会非常安全且方便。针对这个问题，大家集思广益、不断改进，设计了一款可以根据患者的身高来调节带子长度的引流袋固定带，该装置携带方便，利于引流液的观察，并能保持引流通畅，受到了医务人员及患者的普遍好评，并获得国家实用专利。

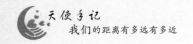

会"说话"的沙袋

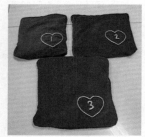

沙袋进行分级编号

说起沙袋，在平时的护理操作中用到次数不算少，而心内科就用得更多了。心内科的团队在郭院长的带领下进行微创介入治疗，各种技术开展起来并迅速成熟，在浙江省内名列前茅。各种介入技术的开展，给我们护士对患者术后护理提出了更高的要求，其中沙袋是我们护理介入术后患者的重要护理工具。

我们之前使用的沙袋大小不一，轻重不等，形态各异，布料粗糙，有时甚至表面还血迹斑斑。医生说压个重一点的，我们就随手一掂，拿个稍微重一点的，医生说压个轻一点的，我们就挑个稍微小一点的，使用过程中一直没有一个统一的标准。我们在工作中发现了这个问题，一直在寻思。

首先，关于沙袋的外套的选择，我们到专门加工服装的门店去作过比较，也到网上去查找资料，但是因为价格、图案等种种问题一直没有找到最合适的。

最近因为科室文化建设评比，我们对很多挂在示教室墙上的锦旗进行了整理，整理后觉得扔掉太可惜了，放在科室呢又很占地方，很是纠结。突然护士长眼前一亮，眼前的锦旗不是最合适的材料吗？把锦旗清洗整理后，请科室会针线的同事拿回家进行加工，废物利用，节约成本，几乎不花一分钱，同时呢又很环保。而且锦旗的表面是毛绒，手感柔软舒适，与皮肤贴合度高，使用沙袋时都是直接放在患者的皮肤表面，特别是冬天气温比较低的时候，可以增加患者的舒适度。

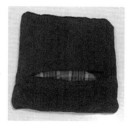

背面有开口，
便于清洁消毒

同时，我们也考虑到，做急诊 PCI 术的患者，因为术中使用抗凝药剂量比较大，术后渗血情况很常见，强烈的视觉效果，让家属看见往往会有恐惧的心理，同时也影响患者的情绪，而锦旗的颜色正好是鲜红色，可以掩饰，安抚患者及家属。对于沙袋重量，我们也进行分级，选择有了更严格的标准。

（附：1 级沙袋重 1kg；2 级沙袋重 1.5kg；3 级沙袋重 2.5kg）

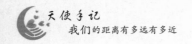
给我一个科学的容身之处

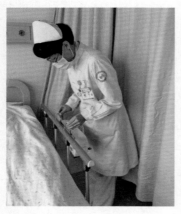

　　临床上我们用微泵将药物精确无误、安全地注入患者的体内，达到治疗疾病的目的。

　　我们一般应将微泵固定在床栏的横档或竖档上，但在护理操作过程中，往往床栏的横档或竖档上较光滑，不太容易固定，而且稳固性不够，在固定时，护士怕微泵会滑落，会使劲拧旋钮，用力拧的时候，不但床栏会被磨损，护士的手也会受伤，微泵停用的时候，取下也就比较难。怕微泵掉下来，往往会将微泵固定在床栏里面，这样便影响患者的床上活动。

　　所以护士实际在用微泵时，常常喜欢占用患者的床头桌或患者的凳子。此时，即便护士做好宣教，但往往患者或家属会有意、无意的将一些餐巾纸、茶杯、遥控板等放在机器上，或挡在前面，既增加使用风险，又有碍护士观察。而且放在凳子上，微泵低于患者的穿刺静脉，易造成回血，特别是微泵速度均偏慢，如我科生长抑素针 4.2ml/h，往往造成回血，甚至堵塞静脉通路。

　　我科将微泵固定装置改进，使用稍厚点的不锈钢片制成，改进的固定装置实用方便，不会损坏床栏，不占空间，更稳固，操作亦简单。

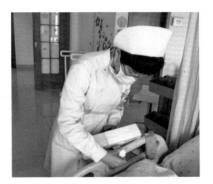 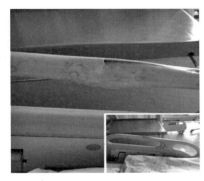

改良前传统固定法，床栏损坏严重

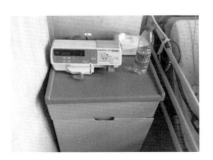 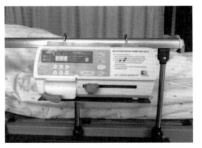

放置于床头柜，占用患者空间　　　　改良后固定安全可靠

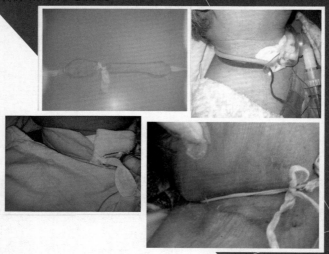

Icu=I See You

重症医学科内，几位家属拉住护士长，竖起大拇指，表扬我们的护士"用心护理，用心改进"。ICU 患者中有很大一部分患者使用气管切开套管，患者已经脱离不开气管切开套管的应用。但气管切开固定带给患者带来不少麻烦，时不时的会出现患者颈部皮肤的发红，甚至溃烂的情况。ICU 护士想了各种方法进行改进，在遵循固定牢固的原则上作修改。ICU 护士开动脑筋，自己动手，充分发挥科室人力资源，借用脖子量尺寸，统计不同类型的尺寸，手工制作不同的带子，最后定制出改进后气管切开固定带。使用后得到患者及家属的肯定。

重症医学科是危重患者集中的场所，每天一次的家属探视满足了患者及家属的心理需求，但由此带来的地面污染问题始终困扰着我们。一直以来，我们通过穿鞋套来保持环境的洁净，但是这样的话，鞋套使用量很大。据统计，我科2013年约使用47000双鞋套，支出近万元。

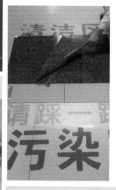

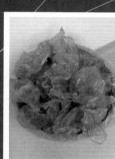

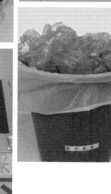

众所周知，鞋套的成分和塑料袋相似。塑料袋从生产到处理，整个过程都会造成大量资源的耗费以及地球环境的严重污染。另外，穿鞋套过程中还存在着崴脚、跌倒等意外事件发生的风险，尤其是一些高龄家属或着高跟鞋的女性家属。如何才能做到开源节流，同时又能有效控制院内感染的发生？我科与总务处、院感处反复商讨后，决定以一次性脚垫来取代鞋套的使用。现在家属入室探视前只需在脚垫上踩一踩，这样一来，方便、快捷，安全又环保。

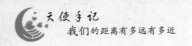

小卡片 大森林

　　床头信息卡一直以来是医护人员进行各种操作、治疗及护理前查对患者身份的一种重要标志，随着优质护理的不断深入，床头卡的信息内容也在不断增加，如医护人员的信息、提醒患者及医护人员的各种警示标识。如何将这些信息进行有机整合，实现精细化管理的目标，护理部年初提出了工作要求。我科护理人员群策群力，不断完善，此款新型床头卡集患者基本信息、各类安全警示标识及医护信息为一体，包括住院患者基本信息、等级护理、饮食、安全警示标识（包括防跌倒、防压疮、防走失、防窒息、防高危导管滑脱、过敏药品、血源性传染病、多重耐药菌株感染等项目）以及医生、护士信息。改良后的床头卡既包含了患者的信息，也是安全标识、护理级别、饮食指导的载体，更是患者安全治疗护理的一项有效举措，它内容全面，设计科学，色彩醒目，使用简单。临床使用后得到了广大医护人员及患者的赞许。

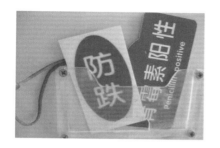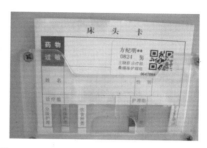

改进前

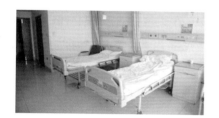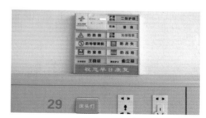

改进后

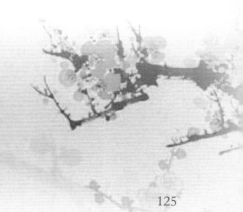

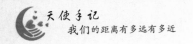
改进从"点滴"做起

膀胱对流冲洗是泌尿外科非常常见的治疗手段。一直以来，大家为了能直观地观察引流是否通畅，避免导管阻塞，故习惯采用开放式引流的方法进行冲洗、引流，引流出的血液、尿液接于脸盆等容器，污染物长时间暴露于空气中，一方面使职业暴露的风险增加，另一方面异味明显，又影响患者家属行走，且破坏了病房整体环境。针对上述问题，在护理部马主任的指导和帮助下，我科护理人员群策群力对冲洗装置进行了改进，由 3000ml 大液体袋取代 1000ml 小引流袋，并接上茂菲氏滴管，整个装置形成无菌、密封的管路。该装置的优点：一次性容量大，减少了陪护、护士倾倒冲洗液的次数；可通过茂菲氏滴管正确观察引流液滴速，使医生、护士对引流是否通畅的观察同样方便；由于装置密闭，降低了职业暴露的风险，减少了病房异味；取消了接液的容器，使病房环境得到改善，减少了跌倒的发生，因而受到大家的一致好评，现已广泛应用在护理工作中。该装置近期获得国家实用新型专利。

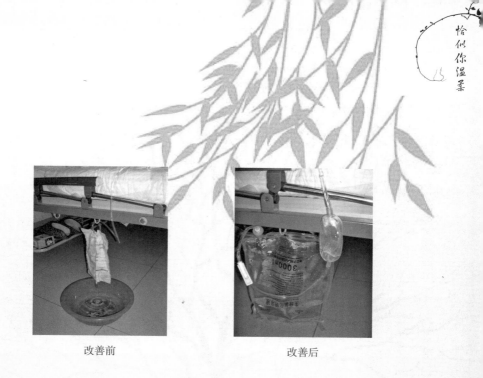

改善前　　　　　　　　　　　　　改善后

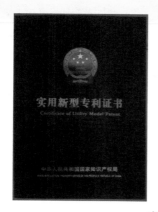
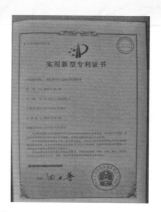

喜获专利证书

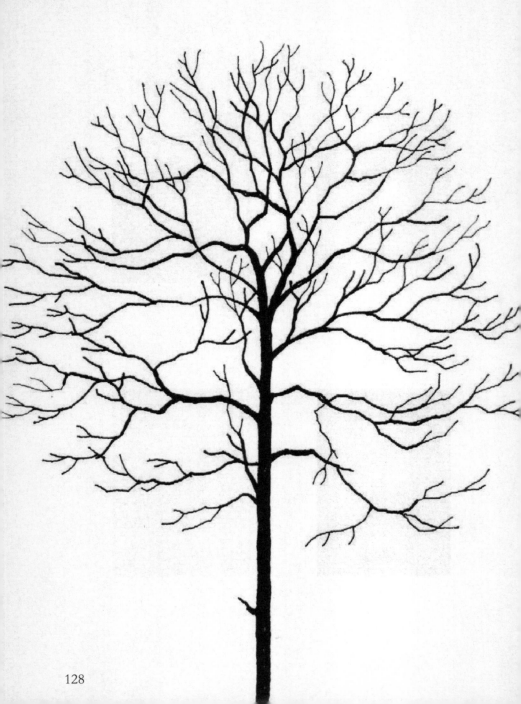

此时无声胜有声

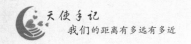
护士巡视指示灯

日常护理工作中常碰到这样的问题：晚上病情突发，怎样迅速找到护士？夜间护士在给患者操作或处理事务时，其他病房内
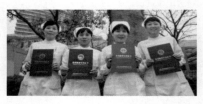
的患者随时都有可能发生自身不能解决的问题，特别是病情变化、情况危急时，患者家属找不到护士，存在安全隐患。部分患者家属因找不到护士而大声呼叫，影响其他患者休息。

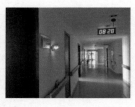
为了解决夜间患者家属找护士难及保证夜间医疗安全、病房环境安静，受到台湾责任护士指示牌的启发并结合我院的实际情况，肝胆外科护士积极思考，并发动家属参与，发明了护士巡视提示灯。

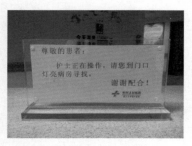
在病房门口装一个灯，护士进去时把灯摁亮，这样其他患者就能马上知道护士在哪儿了。这样一来，不仅解决了夜间患者家属找护士难，而且也保证了夜间医疗安全和病房的环境安静。每盏灯的表面
还被护士们贴上了这样一行字：我在灯亮的病房哦。别看这一装置原理简单，却解决了患者和护士信息不对称的大问题，使用过程中获得了良好的效果，并获实用新型专利。

授之以鱼且授之以渔

131

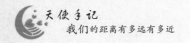

呵护每一朵玫瑰

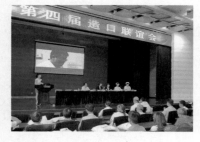

为提高广大造口人士的生活质量，增强战胜疾病的信心，增加病友之间的沟通，并创造良好的医患沟通平台，2014年5月31日上午，我院肛肠外科在门诊三楼多功能厅举办了绍兴市第四届造口联谊会。副院长阎晓勤、绍兴市抗癌协会常务理事长单水阳、护理部副主任傅文珍、肛肠外科主任应晓江及国际造口治疗师张丽华护士长、张宇平护士长、我院造口护理压疮预防专业管理小组和专业沙龙小组成员、肛肠外科医务人员及百余位造口病友、家属参加了本次活动。

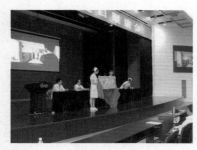

联谊会上，阎副院长为绍兴首个造口人士微信平台——"玫瑰家园"微信群进行揭牌。每一个造口就像一朵绽放的玫瑰，玫瑰家园，意为在我院肛肠外科这个大家庭里，每一朵"玫瑰"都会受到细心的呵护、关爱，使其得到美丽绽放。

这一微信平台的启用，预示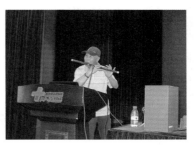着我们医患之间拥有了信息化的载体来进行沟通、互动，能为患者提供更加快捷高效的服务，也便于病友之间进行经验的交流沟通。肛肠外科专家李振军博士作"相约健康，从'肠'计议"知识讲座；国际造口治疗师张丽华护士长讲解最新的造口操作知识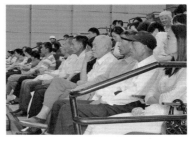"造口护理 ARC 操作指导"，使患者和家属的造口居家护理更加有章可循；病友代表谢久选老师为大家讲述了自己从患病到康复的心路历程，热情洋溢的发言鼓励着大家共同树立起战胜疾病的信心，在座的所有人都被他乐观的心态和积极向上的生活态度所深深感动；专家们还进行了现场义诊，抽奖互动、才艺表演等，使联谊会的气氛变得轻松、和谐。

活动结束后，与会的造口人士和家属纷纷表示参加此次联谊会受益匪浅，为绍兴地区的造口人士、医护人员搭建了一个学习知识、交流经验的平台，为患者能够乐观地面对生活、坚定战胜疾病的信心、尽早回归社会奠定了良好的基础，同时也推动了我市造口领域专科事业的发展。

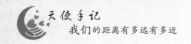

别出心裁的出院教育

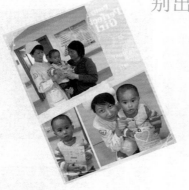

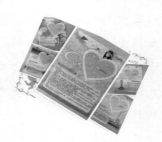

　　有计划、有针对性、有层次的出院健康教育，对于巩固疗效、防止复发有着重要作用。传统的口头宣教常常存在沟通障碍，内容太多、容易遗忘，宣教不够全面等弊端。出院宣教纸又因为纸张太薄、文字内容过多、易被患儿撕碎丢弃等不受欢迎。针对此问题，我院小儿内科制作精美的出院宣教卡片，鲜艳的色彩，还有卡通图案的点缀，不仅内容针对性强，还深受患儿喜爱。

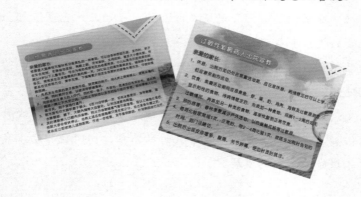

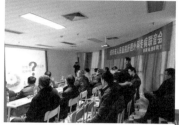

开展丰富多样的专病联谊会

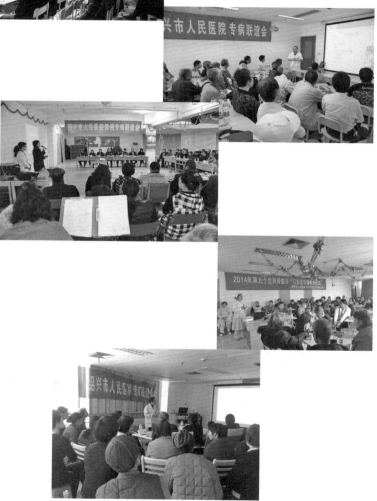

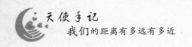

阅尽天涯离别苦

不道归来

零落花如许

花底相看无一语

绿窗春与天俱莫

一缕柔思

哀叹千千缕

最是人间留不住

朱颜辞镜花辞树

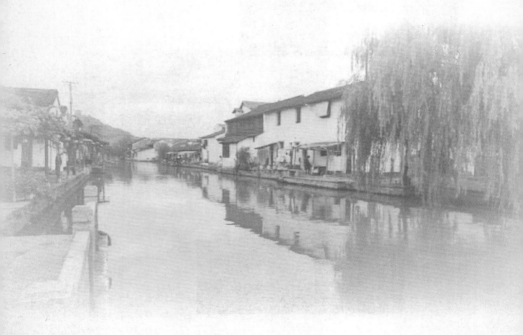

朱颜辞镜花辞树

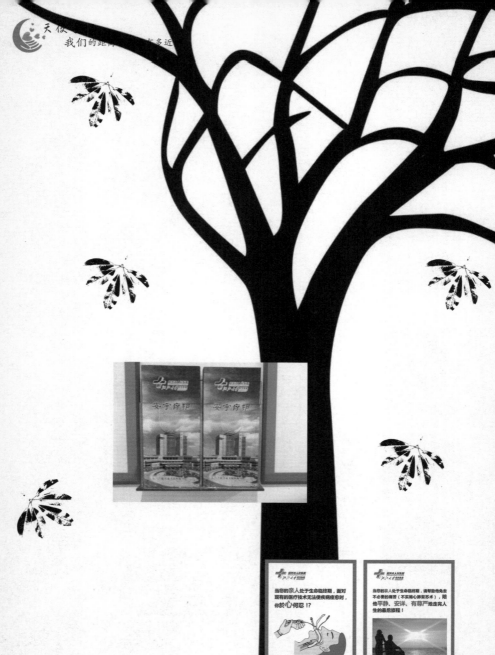

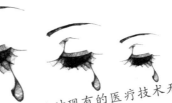

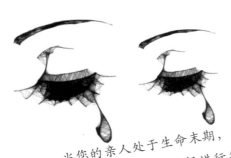

当您的亲人处于生命末期，面对现有的医疗技术无法使疾病痊愈时，您是选择进行各种无谓的抢救措施(包括气管内插管、心脏按压、除颤等)，让您的亲人带着痛苦与遗憾离开，还是选择安宁疗护，让您的亲人平静、安详、有尊严地走完人生的最后旅程呢？安宁疗护不是"安乐死"，它是指对已无治愈希望的末期患者整体而积极的照顾，给予患者疼痛控制及其他症状的缓解，同时给予生理、心理、灵性方面的照顾，其目的是为了减轻患者痛苦，提高生命质量。在国外先进国家及台湾、香港地区，安宁疗护已非常普及，我们由于受传统死亡观、伦理观的影响，安宁疗护还没有普遍开展。但随着社会经济的发展，思想观念的转变，安宁疗护已慢慢开展。我院根据台湾医院先进的安宁疗护经验，结合本地的实际情况，在临终患者较多的科室开展安宁疗护，在患者及家属中取得了较好反响。本院安宁医疗护理团队充分尊重患者及家属的选择，敬畏生命的尊严，重视疗护的细节，赋予善意与关爱，避免无意义的急救造成的惨痛场面，让患者能够在完成各种心愿后安然逝去，让家属也能勇敢地渡过哀伤期，重新展开自己的人生，真正让"逝者魂安、生者释怀"！

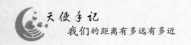
即知丧身躯 也应资齿牙

石芳芳

日本临终关怀医生大津秀一陪伴上千名癌症晚期患者倾谈，总结出人生临终前最后悔的 25 件事，其中第 10 件遗憾之事就是不曾享受过美食。

中国从古至今都是讲究吃的国度，从八大菜系到各色地方小吃，美食的诱惑常常让人欲罢不能，衣食住行里食占了很大的比重，但现在生活条件好，反而对吃少了很多讲究。现代生活节奏迅速，什么都讲究速食，平常我们忙于工作，很少把吃看得很重要，往往是随便对付两口。

当有一天你有时间，美食摆放在你面前，但却什么都吃不下，勉强吃一点也味同嚼蜡，你会不会后悔曾经没有好好享受美食呢？

我们科的患者大部分接受放化疗之后，出现胃肠道功能紊乱，胃纳减退，恶心呕吐，腹痛腹泻等，常常听患者抱怨说没胃口，吃不下，甚至是一闻到食物的味道就感到恶心，而家属则在一旁苦口婆心地劝，希望患者能多进食营养食物，满足其在放化疗期间的营养需求。也有些患者听信传言说某些食物是发性的，需要忌口，比如鸡肉、鸡蛋、鱼虾等等，往往是想吃的不敢吃，可以吃的又吃不下。

　　有一次，一个晚期胃癌的患者，骨瘦如柴，什么都吃不下，唯独想吃点西瓜，但是患有糖尿病，想吃而不敢吃，显得十分苦恼。当时，医务人员和患者家属都知道上帝给予他的时间可能不到三个月了，都想尽量让他过得舒心、满足。责任护士了解了他的愿望和顾虑后，咨询了医院的营养师，营养师经过专业的了解和评估，计算了患者每日所需的营养物质，建议患者合理搭配饮食，不需要特别限定某些食物，可以适量吃一些自己喜欢的水果，鼓励家属可以带一些患者平时喜欢吃的食物，让家属一起陪着进餐，并配合医生定期检测血糖。在医护人员的沟通下，患者吃上了西瓜，又控制了血糖。在最后的日子里只是满足了他小小的心愿，却让患者变得开朗很多，又不会对他的病情造成严重不良影响。患者和家属都很感谢我们的细心关怀。

　　住院的患者很多都会抱怨医院的食物很难吃，其实，并不是食物本身有多难吃，而是医院的就餐环境造成的影响，让患者在医院进餐，与一家人围坐在一起其乐融融相比，感受的不仅仅是美味的食物，还有家人之间温馨愉快的氛围。所以针对那些饮食没有特殊禁忌的患者，我们鼓励患者家属自己带患者爱吃的饭菜水果来与他一同进食，并减少在进食期间的护理操作，尽量不打断他们的用餐，还可以播放一些舒缓的轻音乐，增进用餐气氛。不要给临终患者留下遗憾，我们选择让患者尽情享受美食！

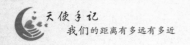

最后的宁静

冯陶红

　　面对未知的事物，人类总难免会产生无法抗拒的恐惧，例如死亡。然而医务人员对徘徊在生死边缘的癌症晚期患者进行安宁疗护，让他们感受到生命中最后的阳光，无疑是面对死亡恐惧的转折点。

　　69 岁的陈爷爷住在我科已经快半年了，上一年年底，便已被告知病危。在绍兴农村有个说法：年岁逢"9"便是个难关。记得春节前，他的状况已经非常差了，医生已经跟家属作了沟通，为他准备好了后事。然而奇迹般地，他逃过了几次最凶险的时刻，艰难地撑过了春节，又撑过了元宵节，现在他终于满 70 岁了。可是疾病的折磨还是让他难逃身心的苦痛，他一直昏睡着，半卧在床上喘着粗气，高流量的氧气不间断地吸着，这些仍然没能让他看起来好受些。眼窝深陷，脸上像是蒙上了一张干皱的蜡黄纸，让我不禁想起《最后的常春藤叶》中写的：一棵老极了的常春藤，枯萎的根纠结在一起，枝干攀在砖墙的半腰上。秋天的寒风把藤上的叶子差不多全都吹掉了，几乎只有光秃的枝条还缠附在剥落的砖块上。我仿佛听到书中琼西对苏艾说的："等到最后一片叶子掉下来，我也该走了……"

　　从几天前开始，陈爷爷已经没有多少小便从导尿管里引流出

142

来了，他偶尔睁开眼睛要水喝，偶尔把右手艰难地放到腰后，指指臀部具体的位置，家属知道那是酸痛了，需要给他多按压按压。如果他抬起右手在耳际挥动，家属又连忙把盖在他身上的被子抖抖松。他已经经不起一点折腾，稍微活动一下就喘得厉害，连翻身也只能是在他稳定一点的时候稍稍给他受压部位松动一下，按摩一会儿，我们尽量减少对他的打扰，让他平静安详地睡着。

从他第一次病情变化时起，他的床边就多了一台小小的收音机，一直播放着佛经轻轻的梵唱，用只有走到他床旁才能听得到的音量，也许就是这样一种低低的诵唱支撑着他捱过最后的这段日子。现在的他已经快要撑不下去了，"他的内脏器官都已经衰竭了，可能撑不了一两天了。"医生说。身穿袈裟的僧人在一旁为他诵经文，家人不间断地守候在旁，握着他干枯的手，在他耳边轻语，传递着温情。

每次走到他病房时，我都不由自主地放轻脚步，也不与他多说话，只是抚摸着他干枯的手背，对他微微笑，他还是可以感受到我，对我费力地牵动他的嘴角，我知道他在对我微笑，空气中弥漫着的那份宁静就是我与他最好的交流方式。几天后陈爷爷安静地走了，我们没有太多的悲伤，感觉他到更美的天堂去了，只在心中祝愿他一路走好！

人生在世

快意之事莫若友

快友之事莫若谈

密密

密密豆知意

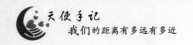

人生始漫长

张　叶

2011年8月，我首次接触品管圈，这是一个没有接触过的新名词，很陌生，一系列紧凑的上课培训以及查阅资料后，才渐渐地对"它"有了初步的认识。

对于品管圈，是什么？怎么做？为什么？都是萦绕心头的问题，得不到解决。回忆起来，那时候，好像品管圈已经成为我们茶余饭后最常的谈资，一有空总会说上两句。

我记得很清楚，仅仅是确定圈名和圈徽，就仿佛是一场艰难的硬仗，一座难攻的碉堡，对于我和大部分同事来说，很多东西都是从零开始，学习制作精美的PPT，研究怎样设计统计表格，是有苦有甜的回忆。那时候，让我最感动的是阿菲，常常利用休息时间来我家和我一起讨论，休息天和工作日基本没有区别，却没从她口中听得一句抱怨。

原本科室开品管圈会议时，总是十分安静，护士长讲，我们听，做笔记是我们唯一能做的事情。现在已经完全不是这样，每次例会，都是一场头脑风暴，品管圈像是一种无形的力量，把我们紧紧圈在一起，我们也利用这个平台，提高自己，每次科室聚会讨论，成为我最期盼的事情。白驹过隙，转眼已经三年，我们的汗水和笑声，已经变成了今日的硕硕果实，忆苦思甜。

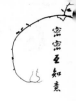

行路难 仍要行

潘艳艳

一个新生事物的出现，你必须投入其中，与其磨合，才会有所了解。这种了解由表及里，便是成长的过程。

作为圈长，被同事问的最多的便是：品管圈是什么东西？以前我都会敷衍："就是质量管理的一种方法啊。"那么品管圈到底是什么？你如果有耐心，就听我叨叨这一路过来我的心路历程。

第一次接触品管圈，还未理解这个名词的意义所在，就匆忙地赶赴了一场药事质量管理品管圈开题报告会。报告会上，各位圈长一个个侃侃而谈，轻点精心准备的PPT，将圈名圈徽以及如何选主题，讲得妙趣横生，完全超出我的意料之外，原来并非学习枯燥的理论知识，而是要组织一个朝气蓬勃团队，然后去解决工作中的问题。

医院还特地邀请台湾老师给我们讲解品管圈，柔美的台湾腔，深入浅出，寓教于乐，整个会议的氛围活泼而生动。我的零起步，就这样开始了。第一次科室品管圈会议，护士长亲自上阵担任辅导员，大家各种奇思妙想撞击以后，出来的成果也让我们为之骄傲。

当时的我们觉得拥有寓意深刻的圈名和圈徽便完成了大部分，后来才发现只是个开端而已。期间也学习其他科室的开题报

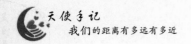
告，回来后有些沮丧，应该加个圈歌的，应该再绚烂夺目一点的，应该……

成长之痛在于拼命拔节，等你回望四周，已开出了明艳艳的花。也正因为如此，成长也变得更加丰满。

第一次的品管活动，是傻乎乎的对照书本里的品管圈活动的基本步骤一步步做的。第一次的活动计划做得随心所欲；第一次画鱼骨图毛糙而单一；第一次画柏拉图耗费大半天的时间；第一次活动前半段大家斗志昂扬……

最尴尬的莫过于明知是个依样画葫芦的四不像，还得当作成果去汇报。虽然方法笨拙，但是每学到一点，就会觉得视野又开阔一点。想到以前我对品管圈的认识，一开始以为是个活动，大家开开心心讨论一些问题，越花哨越开心，后来觉得是个累赘，挫败感太多，只想敷衍。如今我想，应该把浮躁的心态放下来，一点点去磨，不懂就要去问，请教有经验的老师。很多时候他们都是火眼金睛，一眼就能看出问题所在。

关于未来，"路漫漫其修远兮，吾将上下而求索"。希望能在品管圈的道路上成长更多，收获更多。

奋斗路上的赞歌

俞立丽

机械地穿梭在每个病房中，为了工作而工作，繁忙的工作占据了我们太多的时间和精力，心中所想不过是完成工作，准时下班。品管圈让我意识到，我们能为患者、为自己所努力的还有很多。

刚刚起步时，繁琐、浪费时间、毫无意义，这些抱怨词汇是我口头的常客，就如化茧成蝶一样，痛苦的束缚和挣扎随之而来的是不能言喻的惊喜。4~10 人组成的小圈团体，每一个成员都是主人翁，集思广益，主动学习，很多时候大家都自我感叹，咱们原来是支潜力军啊。

2012 年是我们圈最重要的一年，感动、付出、收获，百感交集。2012 年上半年市里组织品管圈成果交流与比赛，意想不到的是我们得了第一，现在回想起当时的情景，我的心情还是久久不能平静，感动一直占据着我的心房。2012 年的下半年迎来了更大的挑战，"浙台两岸品管交流"，使我既紧张又激动，从竞赛和交流中我们看到自己的团队还存在很多不足之处，还有许多需要改进的地方，我们不懈地努力、不断地改进、不断地学习，在 QCC 活动开展过程中紧随医院和科室一起不断地成长。

没有团队精神的集体就像一盘散沙，不管多么用力攥紧，都

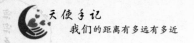

会从指缝滑落。如果在沙子中加入水，沙子就会变湿，凝聚成块，堆砌成山。团队精神，抵挡风雨侵蚀。现在的病房祥和、安静，也真正做到了把护士还给患者。

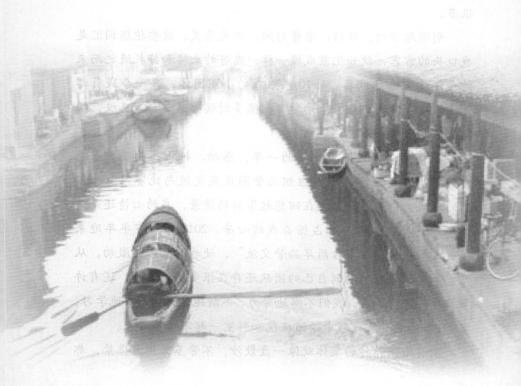

如细水长流伴我一路走过

李　菲

　　转眼间，NICU 希望圈成立已快四年了，作为第一期的圈长，从最初护士长任命我为圈长时的茫然，到现在的我已能基本掌握品管圈的基本步骤和手法，这一路走来，发现品管圈不仅提高了自己的组织管理能力，改善了工作中存在的实际问题，也提高了科室每一位护士对质量管理的积极性和团队协作性。

　　初次接触品管圈，圈员们都认为品管圈就是把一件小事复杂化了，明明一步两步就能解决的事偏偏需要十几二十步，没意思，浪费时间和精力，可是医院的任务又不能不完成，于是，我就去新华书店买了《品管圈活动的实践与技巧》，照着书本给圈员们召开了第一次圈会，读了品管圈的定义、基本步骤，圈员们也一知半解，只能一边做一边学习着。

　　接着要取圈名了，圈员们还挺积极，希望圈，彩虹圈，还想过要不就直接叫"神经圈"，一个个名字取得还真不赖，最后希望圈高票当选，寓意美好的愿望和坚定的信念，也寓意健康的希望在患者心中燃烧。

　　每次圈会，"脑震荡"是必不可少的，每次激烈的争讨后总觉得自己的颅内压直升。品管圈需要用到电脑的地方也很多，这对于我一个电脑外行人来说就是一个大难题，有时忙了一晚上竟

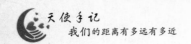

然完成不了一张柏拉图，在那几天里，真是遇到谁都追着问，圈员们也积极寻求八方支援，把家里懂电脑的"壮丁"都用上了。幸好，消化内科的朱美丽护士长在一次医院组织的品管圈比赛中得知了我们的难题，主动将品管圈制图工具发给了我，让我们能得心应手地绘制甘特图、雷达图、鱼骨图、柏拉图等等。在此也感谢老师们对我们的指导。

医院对品管圈活动也特别重视，去年还组织圈长及辅导员参加了浙江省质量管理学会组织的，来自台湾的李政修、蔡素玲两位顾问的精彩讲课，以及浙一医院张幸国主任的"关于品管圈组织与实践的分析"，让我真是受益匪浅，让我对品管圈又有了更深的认识，课后，还观看了浙江省各个医院的品管圈成果汇报，从中也认识到了我们的差距及需要改进的地方。

通过这几年的品管圈活动，品管质量这个概念已经深深刻在每个圈员心中，对它的了解从陌生到熟悉，从了解到运用于实践，亲身经历了品管活动的运作，充分发挥了每个圈员的主观能动性，开发了自己的潜能，每个人都意识到自身工作的重要性及职责，同时还促进了整个团队的凝聚力，加强了沟通配合，营造了积极向上的工作氛围。品管圈，我工作，我快乐！希望之圈会一直延续！

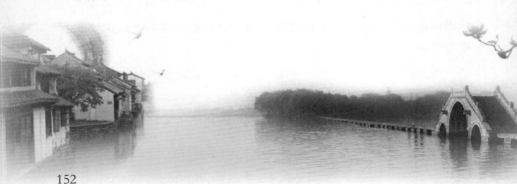

踏歌畅谈 加班加点也别样浪漫

谢彦芬

第一次听到QCC，简直有些不知所云，就连当上圈长那一刻，心理的小九九也想着好歹也沾上了一个"长"字，贪图着"名利"，糊里糊涂就当上了。

通过几年经历，让我成长了许多，也感触许多。最初的体验，累！老师的上课很精彩，经过不断的培训及实地练习，本以为自己还不算笨的脑袋对辅导员提出的作业应该能轻松完成。谁知道第一次的作业就让我对着电脑失去了自信，忙了整整一个晚上我竟完成不了一张甘特图。

在那几天里，逮到谁就追着问，不停地给电脑高手朋友打电话，咨询问题，好在科室同事帮着我一起来研究这个图那个图的。到了晚上为了交差还得一个人再去琢磨琢磨。怎一个"累"字了得！

现在的体验是累并快乐着，特别是一个主题结束后看着我们的成果，满身轻松，有种发自内心的高兴。2013年护理部通过，全院主题相同的科室可以联合做品管圈。我们肛肠二科与四个科室联合做一个主题。科室跨度大，人员多，约定开会时间相对难一些。虽然我们在临床一线工作非常辛苦，但是每次开会都会有圈员主动放弃休息，来参加会议。

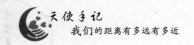

　　记得有一次，乳甲二科的沈赵琴休息天因为没人带小孩，结果把她儿子也带来参加我们品管圈会议。小家伙坐在角落里聚精会神地听我们讨论问题，时不时地还点点头，一副很懂的样子，把我们惹得哈哈大笑，辅导员打趣道："品管圈要从娃娃抓起。"

　　每次开完会都有大量的数据要处理，有很多表格要设计，可大家都会主动承担任务，这让我非常感动。品管圈让我们学会了承担责任，使我们圈员之间的友情得到了升华，因此我感谢品管圈，它给我们带来了意想不到的收获。

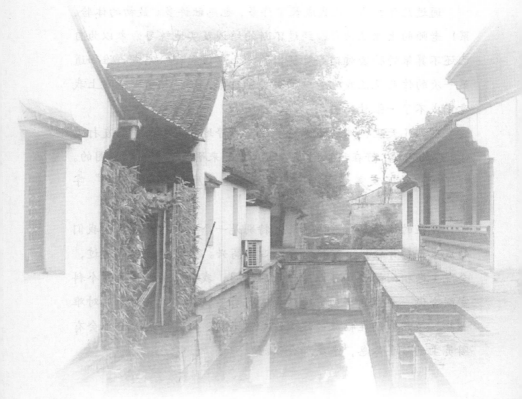

我心深处即温情如水

金晓艳

在护理岗位上工作了二十来个年头，经历了急诊的忙碌和病房的繁琐。很多人都会问我它们的区别，我的体会是：急诊多一些的是责任，而病房里更多的是爱。

在病房里，我有机会接触到了品管圈，而让我体会到这满满爱的，就是品管圈。一开始接触，觉得它只是一个陌生的名词。再后来，我认为它是一个工具，一个管理者为提升护理质量而借鉴的工具。可当我越来越靠近它、触摸它、了解它，我发现，它不是冰冷的、繁琐的。它就像是一双明亮的眼睛，让人看得真切；它是一双温暖的手，使护患之间的距离变得近一些，再近一些⋯⋯

在儿科病房，看到了许多形形色色的小患者，大多是活泼可爱的、古灵精怪的、憨态可掬的。可是有那么一个孩子，他的特别让我至今印象深刻。他是一个先天性脐膨出的孩子，出生没几天被父母遗弃，干瘪的打着皱纹的额头，急促的呼吸，青紫的嘴唇微微蠕动，即使双眼紧闭，我也感受到他的痛苦和无助。对于这个孩子，全科人倾注了更多的心力。

每一次静脉穿刺，我们都是反复地看，反复地摸，拿着电筒照，一次不成功就会觉得特别内疚。每一次晚间巡视病房，我们都会多看一看他，替他盖一盖被子，摸一摸他的小脸蛋。有孩

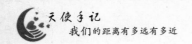

子的护士从家里拿来了奶瓶、尿布，姑娘们买来了小衣服和毯子。

看到孩子的嘴唇变得红嘟嘟的，脸也长胖了，会朝着我们笑了，大家都觉得特别的开心和满足。

我们的品管圈也一样，我想它最终的宗旨并不是提高患者的满意度，而是，在这个过程中我们都肩负着责任，付出了爱和辛劳。不是说有的时候过程比结果更重要吗？无论你做什么，只要让患者感受到爱和温暖，那就足够了。

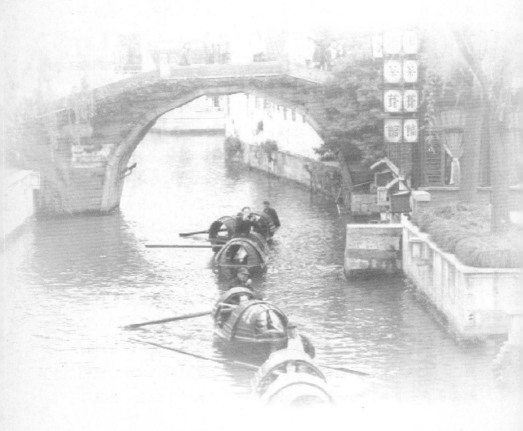

一草一木皆自我提高

彭舒平

　　2013 年 10 月，我休完产假回到工作岗位。恰逢品管圈中期成果汇报，圈长盛情邀请我参加品管圈的活动并担任成果汇报的重任。

　　品管圈是什么东西？我要做什么呢？对于第一次接触的我心有忐忑，既好奇、又怕不懂而完不成任务。带着问题和疑惑，我翻阅书籍，上网查资料，对品管圈总算有了一知半解，并通过与同事们的合作，与品管圈结下不解之缘。

　　有时拖着疲惫的身躯，下班后继续战斗；有时纠结于某个细节意见相左争得面红耳赤，锱铢必较；有时想到一个好的建议也顾不得半夜扰人，与同事商讨得不亦悦乎。

　　未婚的同事，放弃了一次次约会，惹得男朋友一肚子的怨气。刚为人母的我也不得不疏远嗷嗷待哺的小宝贝，孩子的哭声伴着键盘的敲击声此起彼伏，像有节律的伴奏。

　　临汇报日期越来越近了，感觉做得还不完美，时间紧迫得硬是把老公拉来充"壮丁"，驱使了几天……制作过程的各种艰辛，只有亲身经历过才能切实感受。

　　通过参与这次的品管圈活动，我收获了许多。它不仅使我荒废已久的电脑知识特别是幻灯片课件得以温习并提高，而且在制

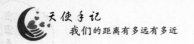

作过程中与同事的沟通与协调，反复修改、完善，锻炼了我的沟通能力、解决问题的能力，也让我看到了团队合作的能力和个人的责任心，提升了科室的凝聚力和集体荣誉感。

尤为重要的是，通过此次活动，将品管圈活动中学到的知识、技能、理念，结合个人岗位业务实践，在无数次发现问题和解决问题中，我们实现了小提高到大改善的升华，工作效率得到了大大提高。

某天，护士长兴冲冲地到我的面前，手舞足蹈："阿彭，你的稿子入选了护理部的新书，还上头条了。""啊？是吗？"我激动得不能自己，比了个大大的胜利者手势，一跃而起，但听到"砰"一声巨响，我从床上滚到了地板上，原来是黄粱一梦啊。

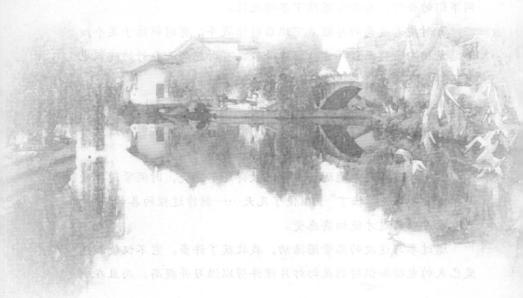

忆苦思甜 刹那生命艳如桃花

朱美丽

为了学习台湾医院的先进管理经验，我院护理部于 2010 年 3 月份引进了"品管圈"。消化内科的医护人员认真学习，积极实践，至今已走过了 4 个年头。

通常我们用蚂蚁搬家来形容集体的力量，品管圈活动就是集体智慧和团队精神的展现。期间有遗憾，也有喜悦；有一筹莫展，也有百家争鸣。从一知半解到逐渐了解、再到熟悉熟练，这个过程花费了大家大量工作以外的时间，凝聚了圈员们的很多心血，圈员们不但学习到了如何发现问题、分析问题、解决问题，同时还激发圈员们的潜在能力，增强了自身的价值。

第一期活动的主题选定为我科亟待解决的问题——降低病区呼叫铃的使用率，此项目于 2010 年 12 月份参加省级品管圈活动获得了三等奖，这大大激发了圈员们的动力，成为一个良好的开端。有了第一期的基本经验，第二期的活动进行得较为顺利，于 2012 年 3 月份参加绍兴市比赛，荣获了一等奖。但此时的我们感到对一些品管工具的使用还是有不少困惑，后来甚至有点敷衍。

后来我们被选中参加浙台两岸医疗品质促进交流暨竞赛活动，这是我们科室品管圈的一个转折点，对品管工具的使用有了明显的改变和提升。台湾专家给予我们指导，对每一个步骤的细

159

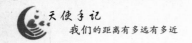

节进行点评，我们获益匪浅，并获得了佳作奖，得到了台湾专家的一致好评，改变了我们以往对品管圈的一些认识误区。

例如，以前我们大陆比较重视现场的发表，而台湾比较重视每一步骤的细节；我们不太注重效果维持的数据收集，而台湾不仅实干而且注重数据的收集；我们缺少真因的验证，所以拟定的对策针对性不强，效果维持大打折扣；我们的目标设定机械地使用公式计算，而台湾同行能比较灵活地设定目标。

通过交流活动，我们看到了自身的差距和品质改善的任重道远。2013年上半年，我们根据台湾专家的建议，然后按照他们的指导意见和做法，带动肝胆外科（一）以"降低外周留置针的非计划拔管率"作为主题，同时使用了新的品管工具——系统图，在对策拟定时圈员们采用脑力激荡法，提出并设计了约束保护工具。功夫不负有心人，两种不同的约束保护工具投入生产并应用于临床，申报并取得了实用性专利。

品质不是名词而是动词，品质不是静态的书面数据，而是平时的持续改善。品管圈活动实施四年来，使我们对质量改进的观念大大改变，从"要我做"向"我要做"转变，及时在工作中发现问题，能主动用品管圈手法去解决。

亦步亦同行

陈钟英

在与品管圈同行的道路上，我真正体会到了什么是痛并快乐着。

初识品管圈是 2011 年，当时正逢医院刚开始使用腕带，许多患者不能接受，觉得腕带没什么用处，给我们的临床工作带来了不少麻烦，因此我们决定使用品管圈的方式进行改进。

初期活动的主题就选定为提高腕带的使用率，但品管圈这一新鲜事物却使我们一头雾水，也正是对品管圈理解的不深刻，使我们的品管圈流于形式，渐渐变成了"一个人的品管圈"，并没有起到真正的作用，同时也使我对品管圈这一管理手法产生了深深的困惑以及无力感：品管圈真的有这么好吗？还有继续进行的必要吗？在我看来，它不但没能解决我们的问题，甚至已经变成我们工作中附加的鸡肋。

在这样的困惑中，2013 年 1 月，我参加了品管圈标杆医院——东阳市人民医院的品管圈交流会，通过这次交流会我看到品管圈的 PDCA 系统在各大医院的各项活动中所起到的作用，我对品管圈的运用有了新的理解和认识。同时由于主题相近、科室病种相同，我们还在会上与本院品管圈标杆科室——消化内科达成合作意向，在我们合作的过程中更好地领会品管圈的精髓。

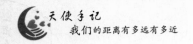
天使手记

我们的距离有多远有多近

我们从开始的迷茫懵懂、责任互推，到现在能够熟练地掌握直方图、甘特图、推移图、流程图等的用法，我们的护患关系也更加和谐，我们根据品管手法所做的一切真正解决了患者的实际问题，使患者更加信任我们。品管圈的魅力，它让我更懂得如何做好一名患者认可的好护士，而在今后的道路上我仍将与它同行，共同成长。

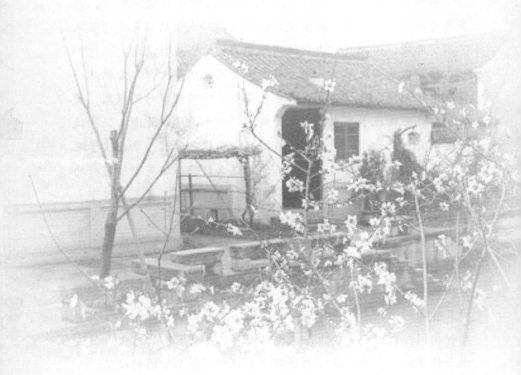

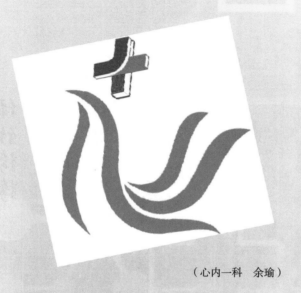

（心内一科　余瑜）

青云之上，是燕尾，
也是承载的梦想；
青衫拂身，是使命，
也是青春不息的撩动。
身轻如燕，
却也脚踏实地；
心绪飞扬，
却也心无旁骛，
使命必达。

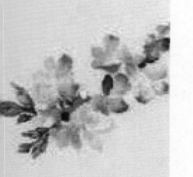

琢兮

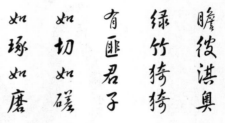

瞻彼淇奥

绿竹猗猗

有匪君子

如切如磋

如琢如磨

绿竹猗猗　如琢如磨

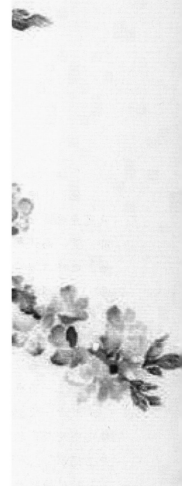

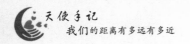
众人寻思千百度，为哪般

他们，闻道有先后，术业有专攻，却群英荟萃，济济一堂，高谈阔论，唇枪舌剑，这样看似紧张异常的画面，可在绍兴市人民医院的我们看来，稀松平常，最常见不过了。有时候在护理部，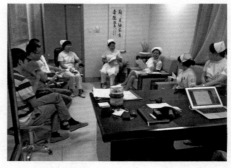有时候在信息处，有时候是在任何一个空教室，你要是运气好，员工食堂一角也能看到。

最近一次，护理部主任、副主任，科护士长，护士长与信息处正副处长、软件开发主管、工程师等众人针对"特殊药品使用安全提示"，为进一步提高患者用药安全，群策群力、共同商讨。

针对静脉补充氯化钾，静脉输注各种浓度葡萄糖类药品，皮下注射各类胰岛素，口服洋地黄及抗心律失常药品，静脉输注、推注、肌注易过敏药物，静脉输注需控制滴速的药物等，护理部提出在护士ITOUCH进行床边核对时给予不同的药品使用前的提示，希望信息处工程师改进软件，达到实时提醒之目的。

如氯化钾使用前提示"该患者是否存在无尿"？葡萄糖使用

前提示"该患者是否存在糖尿病?是否存在血糖过高"?各类胰岛素使用前提示"该患者是否存在糖尿病/血糖过高"?洋地黄及抗心律失常药品则提示"该患者目前心率是否偏慢"?易过敏药物可提示"该患者有过敏史吗"?需控制滴速药物可提示"请控制滴速"!

在药物使用前诸如此类的提醒,给护士必要的警示作用,意义重大。对于 ITOUCH 的运用,不仅仅满足于核对系统,要充分利用空间,打开思维,让 ITOUCH 成为"信息小护士"。

药物使用前的警示,不仅仅增加用药安全性,降低用药风险,对临床护士也有极大帮助。中国目前临床护士工作模式大多为固定科室工作,这样有利有弊,大多数护士专注于本科室工作内容和专业技能知识,而往往忽略不是本专科内的专业技能,和目前临床医生存在的问题相似,使用此项功能后,不断强化护士的药物知识,对于低年资、浅经验的新护士更是有很大帮助,大大减少其护理工作的纰漏差错。

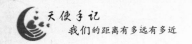
以信息化为载体的优质护理模式构建

随着现代医学技术日益发展，国民健康意识日渐提高。各大医院床位使用率、平均住院天数、手术数量、出院患者、等医疗考核指标的出台，导致护士工作量大大增加，面临着护理人力资源的不足。

目前各医院普遍存在护理人员缺编、护理人力不足的问题。在这样的实际情况下，只有提高护士的整体工作效率，才更有利于医院开展优质护理服务。为切实减轻临床护士书写护理文书的负担，使护士有更多时间和精力为患者提供直接护理服务，密切护患关系，提高护理质量，我院在推行表格式护理文书，探索护理记录的路径化和电子化的道路上不断探索，为患者提供全面、高效、优质的护理服务。

将护士从繁琐的病历抄写中解脱出来，使之有更多的精力与时间护理患者，将护士的工作时间真正还给需要护理的患者，是现代护理的发展方向，也是我院护理团队不懈努力的目标。随着人类文明的进步，人文关怀式的服务已成为现代医学文明和现代化医院的一个重要标志。随着社会经济发展、疾病谱变化、人口老龄化进程以及医学模式从传统的生物医学模式向生物—心理—社会医学模式的转化，护理学的核心思想已从以疾病为中心的功能制护理阶段逐步发展为以人为中心的责任制整体护理阶段。

为患者营造一个舒适的就医环境，使患者在就医全过程中感到方便、舒适和满意，最终达到使患者在生理、心理和社会等方面都处于健康而满足状态，是当前护理优质服务的要求。

医疗质量与医疗安全是医院的核心竞争力，而护理质量是医疗质量的重要组成部分，也是医院质量建设的一项重要内容。对于护理质量本身而言，也是一个持续改进、不断进步、不断提升的过程。

计算机作为 20 世纪最重要的发明，必定将在 21 世纪改变人们的工作与生活。以计算机为基础的信息技术在提高工作效率方面的作用得到了人们的普遍认同，将信息技术用于医院护理工作以求提高护理工作效率、优化护理流程，使得患者在就医全过程中感到便捷、舒适和满意。我院自 20 世纪 90 年代以来，在临床护理的各个业务过程中，集成护理临床信息系统，整合护理资源建立优质、高效、低耗的护理服务流程，将护理信息系统应用于从患者入院到出院的全过程，实现以患者为中心的护理流程的运行。

护理电子病历系统、二级护士工作站、护理安全核查系统、医嘱全生命周期追溯系统、医技检查预约系统、护理安全风险评估预警系统、输液监视系统等先后与护理工作融为一体，我院自主研发的输液监控系统以及护理安全核查系统（itouch）更是在日常护理工作中起到了举足轻重的作用。我院信息团队利用现代计算机信息技术，在原有的技术上进行改进革新，建立更符合我院院情的护理信息化系统，更贴近我院职工的工作，解决实际困难。

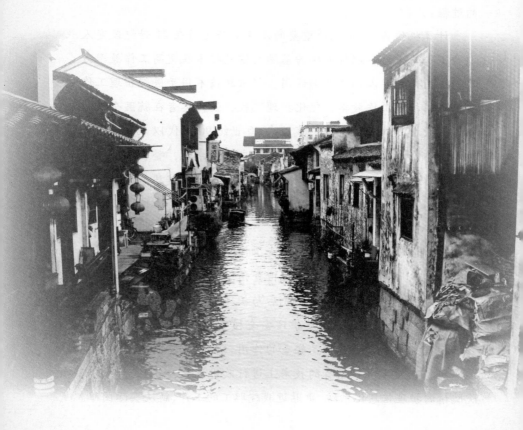

一场革命，为你也为我

我院自主研发的 itouch 护理安全核查系统是将移动 IT 设备及条形码技术运用到患者识别中，利用与无线网络联接的移动 itouch，通过扫描患者腕带条形码后，再行扫描输液瓶（袋）、口服药袋、检验试管条形码，从而由 itouch 语音及屏幕提示来核对患者身份的准确性。

该系统对重复执行操作、用药时间错误有提示功能、对未执行的操作有提示查询功能，实施后对患者身份进行了强制确认，当移动终端扫描条形码后，如身份核对不正确或信息不正确，系统将播放警告音，该系统应用后能有效避免护理事故的发生，同时也减轻了护士的工作压力。

本系统采用信息技术优化患者身份核对流程，传统的"三查七对"转变为必须通过手持终端扫描条形码对患者身份进行实时确认，确保患者使用正确药物，避免在同姓、同名情况下因人力判断导致的差错，真正做到正确的患者、正确的药物、正确的剂量、正确的给药途径，有利于确保护理操作"三查七对"真正执行到位，保证了护理工作的安全。临时医嘱通过"床边医嘱"功能扫描患者手腕带条码后直接在床边执行，不必回到护士工作站在电脑上记录签名；减少了人工书写执行时间及签名时间。

患者的生命体征、快速血糖、各种危险因子评分等患者信息，护士可在床旁通过移动终端直接录入，录入的数据直接导入电子病历的体温单、护理病历中，既减少了护士的重复工作，又避免了过去手工记录在体温单上再录入微机而可能造成的错误，也避

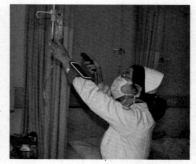

第一代床边核对系统

免了重复记录、事后补录，简化了工作流程，减轻了护士工作强度和压力，提高了工作效率。

"移动到床边"是该系统最显著的特点，彻底改变了原有医嘱系统的工作模式，使信息沟通更加便捷、直接。

该系统除用信息技术对各个护理操作环节实现患者身份全面核对外，还具有强大的查询功能，护士可以根据需要随时查询患者的各种治疗、检查结果，告知患者并交待注意事项。护士在巡视病房时，如患者对输液数量、药名等有疑问时，护士通过移动终端可随时进入对应的界面查找相关的内容，用最快的时间回复患者，减少患者等待时间，提高了患者满意度。

把时间还给护士，把护士还给患者，使护士从繁重的非护理工作中解脱出来，让护士有更多的时间为患者提供床旁服务和交流，加强护患沟通，密切护患关系。此外，病房巡视功能需护士在巡视病房时扫描患者床头卡上的条形码，系统自动记录巡视人与巡视时间。以往护士巡视病房次数及时间无有效约束工具，特

别是后半夜更是成为质量安全的盲点，该系统运用后有效避免了上述问题，护士均能按分级护理要求按时巡视病房，保证了夜间护理质量，规范了护理行为，也增强了护士的工作责任心。

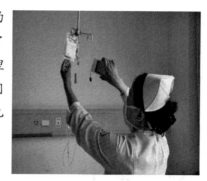

第二代床边核对系统

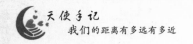

几步之遥，我在离你最近的地方

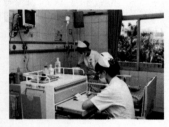

我院从实际情况出发，学习台湾义大医院，对原先的护士站进行改变，建立二级护士站。二级护士站是在总护士站（一级护士站）下设置的下一级护士站，配置护理工作车及无线联接的一体化计算机终端，护理工作车作为一个移动的小型的护理治疗室，计算机终端可以处理所有护理信息相关业务。

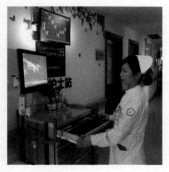

二级护士站配置护士监护一个病区中的几间病房。传统的一级护士站一般固定于病区的中心点，责任护士分管的病房与护士站间距较远，护士需要不断长距离往返取药及护理用品，导致患者及家属因护士较长时间未到床边而出现情绪激动，甚至出现投诉事件，而且护士往返距离成倍增加，易出现疲惫感，增加护士工作负荷。二级护士工作站缩小了护士服务半径，减少了护士的工作量，二级护士站的合理设点，有效地将治疗工作与护士站的工作融为一体，大大缩短了护士往返于护士站和病房之间的路程及时间，从而有效地保证了护士床边工作制的落实，增加了护士为患者直接服务的时间，缩小了护士与患者之间的心理距离，增加了护士与患者之间的沟通与交流机会，促进了医患关系的和谐。

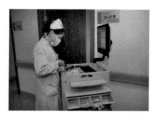

此外，二级护士工作站还有利于加强护士责任心，提升护理质量。分组管理使护士的责任心得到了加强，能够及时发现患者的病情变化，并主动与管床医生联系，医护合作的加强及时解决患者的问题，并减少了并发症的发生，保证了医疗安全。新的工作模式开展提高了医生的满意度，有效地提升了患者、医生对护士工作及护士对自身工作的满意度，使护士综合素质、服务意识及医院的整体形象有了很大的改观。

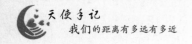

无时无刻不警醒

护理安全风险评估预警系统是对护理服务的全过程实施动态监测，并对护理服务中现有或存在的风险进行识别分析。通过电子病历系统与医嘱系统警示评估与提醒存在的护理风险，方便医生在查房时协助护士采取相应措施，降低护理风险的发生。

目前护理风险前瞻性管理一般采用各种护理警示标识进行风险预警提示，这种护理警示标识是各家医院根据护理单元的工作性质需要制作成各种警示牌，通过悬挂或张贴在墙上、床头、病历夹等进行风险预警提示，降低护理差错发生率。

但随着医院信息化工具的广泛应用，原有预警方式失去价值，如医生移动查房车及护士二级工作站的使用，日常无需携带病历夹，在病历夹内的多种警示标识就形同虚设，再者悬挂或张贴的警示标识在使用过程中容易脱落或破损，影响使用效果。种种迹象表明，原来的护理安全风险预警模式已无法满足临床的需要。

风险预警系统能直接、及时、醒目地在电子病历系统及电子医嘱系统显示患者存在的风险，避免了传统警示标识的弊端，让医护人员在查房或护理时一目了然，清楚地知道患者所存在的风险，方便了医护人员对安全风险的识别和处理，保障了护理安全。

　　电子医嘱系统对药物过敏不仅进行红色预警，并能强制拦截医生开具出过敏药物的医嘱，这样从源头上杜绝了不良事件的发生。电子医嘱眉栏上的高危跌倒或高危压疮等的红色预警提示，提醒医生在查房时共同参与到护理安全的风险管理工作中，可有效提高工作效率。电子病历系统显示的预警移动框，护士点击时会显示出该患者存在风险的具体影响因子，便于护士采取针对性的措施，提供个体化的护理，降低护理风险，减少不良事件的发生，提高患者满意度。

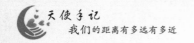
输液监控，优质护理的一道艺术纹身

我院自主研发输液监视系统，在每个床位设置一个输液感应器用于监视输液剩余量，通过无线技术传输信息，达到护士能显示每个输液床位的剩余液体量，对于即将输液结束的床位进行及时预警。使用本系统后能精确计算出输液的剩余量、流速、剩余时间，以实时监视患者的输液进程，同时当输液外渗不滴时能及时语音提示，护士及时处理，从而输液呼叫响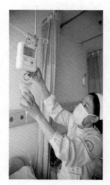铃率下降，使病房更加安静，使得患者及其监护人从"人工观察输液余量"中解脱出来，让患者在输液过程中可放心休息，不再担心因睡着或肢体移动出现输液意外。也让家属可以放心地把患者交给护士，减少因担心亲属输液治疗而不得已请假陪护的无奈和担忧，病房的陪护率明显下降，患者的满意度上升。

此外，输液监视系统有利于减轻护士工作量，输液监控系统中的网络连接报警显示、输液过程自动记录等功能在提示输液的主动管理，减轻护士劳动强度的同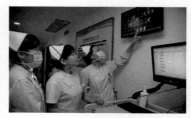

时，也为患者提供了安全感，增加了舒适度。剩余液量的及时提示，故障报警，走廊 LED 屏对输液患者即时状况的显示，使护士可以主动掌握输液所有信息，工作更有计划、更有条理，使得护士的工作从"被动呼叫"向"有计划的主动安排"转变，从而减轻护士的工作压力。

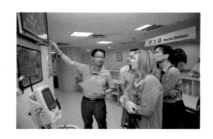

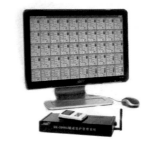

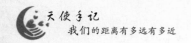

搔首踟蹰日已中，不再

　　医技检查预约系统是通过医技检查信息的共享，在医技检查医嘱下达，医技科室安排预约检查时间、临床支持中心安排护送护工、病房护士确认护送全过程的检查预约系统。

　　传统医技检查预约采用手工预约，医技科室工作人员根据护理员到达先后顺序随时给予预约，对总的检查数量心中无数，更难以做到对检查日患者实现统筹、合理、科学安排。护理员在病区、医技科室之间来回跑，因我院医疗面积大，致途中耗时长，电梯压力也相应增加，工作效率低下。

　　传统序号预约，工作人员难以把握检查的大致时间，无论患者还是护理员均希望早早到医技科室等候，致患者在检查科室门口等候时间较长，发生病情变化的风险增加，既增加了安全隐患，也增加了患者的不满情绪。由于检查等待时间较长，护理员将患者送至医技科室后往往自行离开，让患者检查结束后自行回科室，由于本院医技科室与病房之间距离较远，经常导致患者返回病区途中迷路。同一患者同一天有多项检查时，由于各个医技科室所用网络系统不一致，各科室各自为政，护理员需要往返于不同医技科室之间，无法实现患者检查信息共享，无法及时将检查预约在同一时间段内，使患者必须被分次护送前往检查科室。

护士在医生开具检查医嘱后即进行检查注意事项、检查前准备等内容的宣教，由于不知道具体检查时间而使某些宣教内容较空洞，患者无法掌握。同时护士对检查项目采用手工转抄，有时有遗漏，致某些检查未对患者进行宣教。

现今我国大多数医院，现行的医疗服务流程只是围绕如何以医疗为中心展开，未能从患者方便、满意的角度考虑和设计，往往使患者在住院过程中遇到各种不便。如临床科室护士各自在固定的常规时间内护送检查，因缺乏整体调度而导致检查拥挤、患者长时间离开科室等待检查的现象，患者大量盲目、无效的移动，增加了医院中患者的流动量，浪费了患者的时间，增加了患者的怨气，埋下医患冲突的隐患，使患者满意度下降。

为患者提供满意的医疗服务，是现代医院的根本追求。本院以患者为中心，通过实施"住院患者医技检查网络化预约平台"，优化住院患者医技检查流程，医技检查流程再造，病区护士通过"住院患者医技检查网络化预约平台"对自己所管患者的医技检查项目、具体检查时间、特殊要求等一目了然，为健康教育、检查前的评估、统筹安排患者外出检查与治疗等工作的落实创造条件。由于宣教包括了具体检查时间，提高了健康教育的针对性和有效性，使检查前健康教育及检查准备工作完全到位，有利于全面落实责任制整体护理，再根据预约时间安排护理员、安排合适运送工具有序护送住院患者进行医技检查。进一步提升了医院的核心竞争力，从根本上促进了医院的发展。

爱至身边

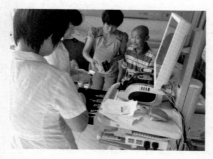

传统的办理出院手续，是由患者所在科室核对账目无误后告知患者及家属，患者或家属携带发票和押金单到医院一楼出入院办理中心进行结算账目。这样往往造成"排长队"的现象，从上午七点开始办理，有些患者往往到中午还未办理完成，使众多患者情绪烦躁，出院办理中心往往也人满为患，嘈杂喧哗。

我院护理部与信息科多次开会研讨，本着从实际出发解决问题的原则，自2010年3月推行"床边出院结账制度"。

具体流程为：以"明日出院"患者为例，对第二日即将出院患者，先由病房核对账目后统计出院患者，统一电话通知财务室，由财务室提前将付费清单准备好。第二天早上8：00左右，财务室电话通知患者家属，家属准备现金或者银行卡及预交款收据等在病房等待结账。财务人员将带上保险箱、验钞机、刷卡机、费用清单、出院发票等，在保安的陪同下到病床边结算，办好出院手续。

这项由被动到主动的人性化服务措施使得患者出院时家属再也不用前往窗口排队等待结账、办理手续，只需等在病床边便可办理出院结账手续。

"以患者为中心"不只是一句简单的口号。我院进一步创新与提升管理理念，将"以患者为中心"的高度责任感落实为具体行动，以患者的需求为改进工作的动力，在细微之处投入更多的关怀，努力打造患者满意的医院。

"床边结账"是我院"三无三低"管理措施的内容之一，自2010年3月起试点推行出院患者"床边结账"服务新举措以来，在医院领导的高度重视下，医院不断加以调整和完善该服务功能，范围从原先的2个病区扩展到现在的20个病区，服务质量、服务效率也得到不断提升。

经统计，2014年1-7月份共提供17040人次出院"床边结账"服务，占总出院人次的50%。此举方便了患者及其家属办理出院手续，深受患者及家属的肯定，提高了患者的满意度及窗口的服务质量。

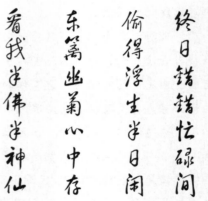

终日错错忙碌间

偷得浮生半日闲

东篱幽菊心中存

看我半佛半神仙

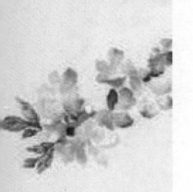

怡然

笑颜白衣两相宜

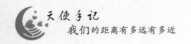

青松傲然高百尺

冰雪霜之难变色

不似桃李之真心

千载誓言终为之

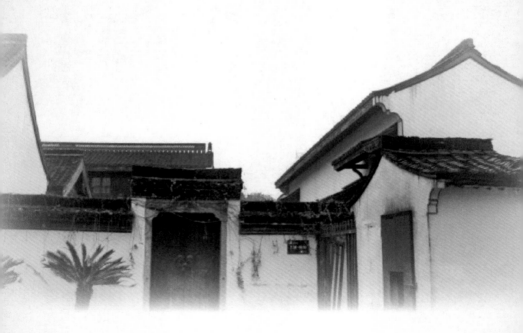

笑颜白衣两相宜

誓言作青松

　　2013 年国内秋季首例人感染禽流感 H7N9 病例在我院被确诊。从那一刻起，医院就进入了全力备战的状态。救治小组很快成立，重症医学科的护理天使在无烟战场上再一次展现了英雄的本色。

　　我们翻开篇章，回顾点滴。

　　这是 2013 年我国秋季首例人感染禽流感 H7N9 病例。能打赢这场战役，关系到全国人民战胜禽流感的信心，也能充分体现我们医院的医疗和护理水平。

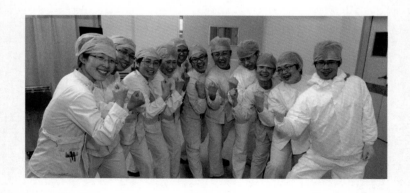

在护理部的支持下，由护士长带头成立 10 人护理小组，护理组长带头担起护理重任。时刻守卫患者身边、密切监察数据波动、观察病情的细微变化，在抗击禽流感的战场上，我们护理团队的每一位姐妹兄弟，冒着可能被感染的风险，父母爱人的担心、儿女的依偎此时放在大众生命安危面前，显得微不足道。放弃休息，不畏艰辛，夜以继日，高强度的工作，精细化的护理，克服一个个困难是我们工作的重中之重。特别是 ECMO 的护理，对我们来讲是个全新的事物，既是挑战、也是提高，经过 1000 多个小时的浴血奋战，终于战胜死神，将患者从死亡边缘拉回。不经历风雨怎能见彩虹？经过团队两个月多的共同奋斗，患者的康复是我们共同努力付出的回报。

从这次战役的胜利中，我们深深体会到护理就是一门艺术：一门医学科学的艺术、一门爱的艺术、一门能获得成功喜悦的艺术。

我院急诊承担着全市急难险重的医疗任务，年急诊量22万余人次，年危重患者抢救在11000人次以上，抢救成功率在97%以上。无论何时，急诊的医护人员始终站在救死扶伤的第一线，想患者所想，急患者所急，在防控甲流、迎战高温、保障重大活动中拉得出、打得响，用模范行动为生命健康开通绿色通道，对每一位危急重症患者，在黄金救护时间捍卫患者生命。

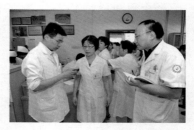

医院领导第一时间赶赴现场，指挥协调

从台湾回来，义大医院的急诊让我记忆深刻，表面波澜不惊，却蕴藏极大的力量，忙而不乱、有条不紊。这不仅让我回忆起2012年，我院急诊的一幕，也是那样。

8月16日早上7点左右，在杭甬高速绍兴出口一公里处发生一

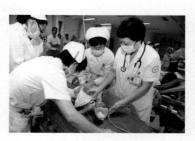

专家到位及时有效处理

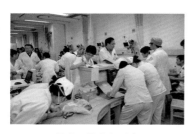

救治工作有条不紊

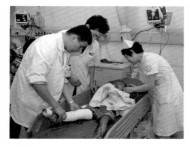

细心检查 带去安慰

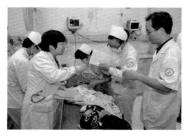

认真核对 一丝不苟

起两车追尾事故，造成10人受伤，其中有5名是儿童。医院120接到报警后，立即出车奔赴事发地。7点55分，10名伤者被送进了我院急诊抢救室，早已等候在那里的小儿外科、神经外科、骨科、小儿内科等科室的医护人员立刻投入到抢救中。阎晓勤副院长、钱宇院长助理在现场指挥协调抢救工作。尽管伤员较多，但在医院有组织的协调下，快速开通"绿色抢救通道"，所有伤员登记挂牌、送CT室扫描、X片检查、伤口清创缝合、采血检验、B超心电图检查、对受惊吓的小孩进行心理疏导，抢救工作有条不紊进行着。一小时后，所有伤员都得到了有效、妥善的救治。

在这次抢救工作中，医院多科之间默契、有效的协作得到了体现，应急抢救群体车祸伤的能力在实际中再次得到了检验和提高。

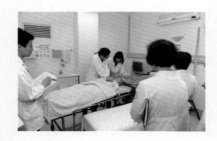

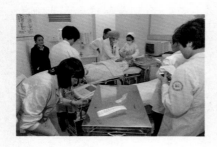

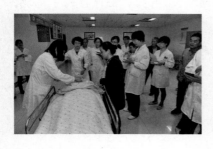

为推进平安医院建设，提升创建优质医疗服务，进一步规范抢救流程，提高我院医务人员急救意识、技能及综合配合能力，我院成功地进行了医疗应急演练。医院高度重视应急演练，阎晓勤副院长及钱宇副院长亲临现场指挥，医务处牵头组织，护理部、质控处与门诊办公室协助，急诊科、心血管内科、心电图室及麻醉科相关工作人员共同参加了演练。

下午4时，一例模拟的患者在医院超声科候检期间突发胸闷，随即意识不清。时间就是生命！在接到危急患者家属呼救后，超声科医护人员迅速到达候诊区域，查看患者生命体征、评估病情，开展心肺复苏、电击除颤，建立静脉通道，同时电话联系急诊科、麻醉科及心电图室。

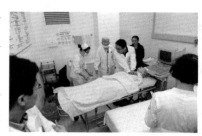

接到电话后，相关科室迅速联动，赶往现场抢救。各科室按流程有序地开展抢救，整个演练现场紧张有序、诊疗操作规范、技术娴熟，医护之间配合默契，使患者得到了及时、有效的救治。

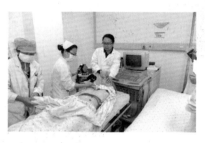

演练结束后，医疗应急演练现场专家对抢救过程中的经验教训进行了总结、分析，对抢救流程提出了宝贵的建议，要求科室把应急演练制度化、常态化、规范化，进一步提高应急救援能力，切实做到有备无患，第一时间有效处置突发病情变化的患者。此次应急演练进一步提升了我院医护人员的综合素质，强化了应对突发病情的处置能力，有助于完善医院内抢救的绿色通道，切实保障就医群众的生命安全。

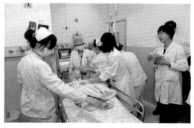

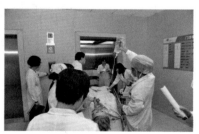

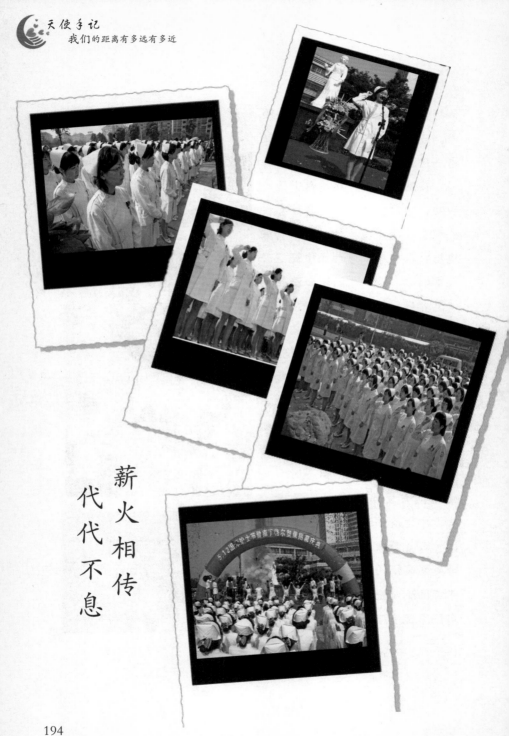

薪火相传
代代不息

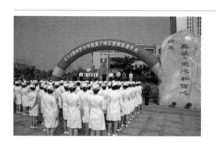

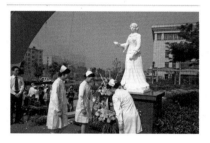

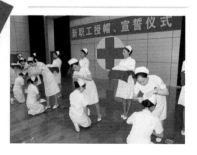

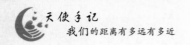

一袭青衫罗裙
风拂佳人入画
哪怕青冥长天
纵然绿水波澜

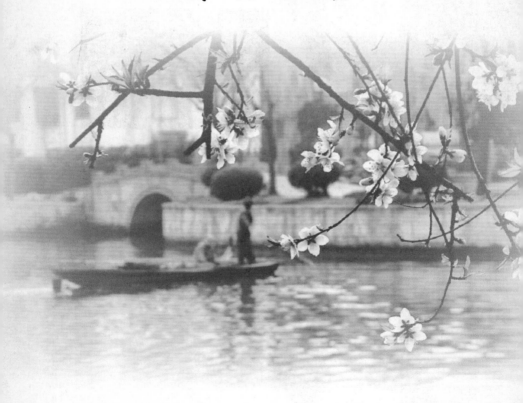

风拂绿水现波澜

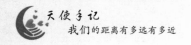

谁知我别样风情万千

钟朱裔

　　有个摄影师朋友告诉我，她跟着摄影组天南地北地跑，风餐露宿，扛摄影架、抬桌椅、爬吊车，只是为了拍到完美的镜头，哪怕只有一瞬间。直到有一天上厕所的时候，她猛然惊觉，自己原来是个女的，却干了很多男人都干不了的活，她告诉我的时候，爽朗地笑着，面对我的讷然，没有一丝难为情，不得不承认，那一刻，我替她心动，也替我。我理解那种热爱的悸动，让她忘记性别，忘记年龄，目空一切，只专注眼前。但是在我还没有她那份觉悟前，她的事迹时常成为我茶余饭后的笑谈。

　　细细想想，我好像很多时候，也是像她那样"没有性别"地存在着，和我身边许多人一起这样存在着。真的是这样，面对生命，面对死神，我们来不及想更多。我工作的科室，很忙，危重患者多，突发事件也多，初到来的时候，我还记忆犹新，她们问我，你做好成为"女汉子"的准备了吗？摸爬滚打后，我知道，通俗地讲，面对生命的脆弱、不堪一击，我们必须"汉子"。

　　亦舒曾说："女人是世界上最奇怪的生物之一。年轻的时候，清纯、柔和、美丽如春日滟滟之湖水。然后就开始变，渐渐老练、沧桑……"在被命名为"护士"的这个多数为女性的女儿国里，这得到了大部分的验证。我们充分诠释了，我们是怎样一种复杂稀有的生物。

　　最初的恐惧与羞涩，面对困难的彷徨，面对离别的伤感，都化作驱使前进的力量，渐渐，少女初心沉下水面。面对患者，我们仍旧清纯、柔和、美丽如春日滟滟之湖水；面对困难，我们慎独，丰富的经验累积告诉我们，如何冷静自持；面对未来，我们也不迷茫，沉稳的脚步告诉我们，总会到达远方。在这个岗位上，无时无刻不在被感动，为别人，也为自己。

　　太宗宠妃徐惠曾说："以色侍君，短；以才侍君，久。"抛却封建礼教，以今日的深度理解，以色饰人，浅也；以才饰人，真也。我的前辈，我的老师，我的领导，言传身教地告诉我这个真谛。无论岁月流逝还是光阴静好，请知她风情万千，细细品赏。

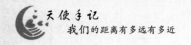

春日桃之夭夭

夏日芊木翁翁

秋日湖水潋潋

冬日暖日杏杏

世间万物风盈

独你眉眼情盈

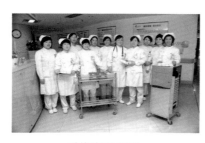

手外科护理团队

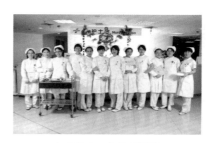

心内科（一）护理团队

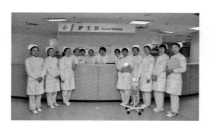

耳鼻咽喉科护理团队

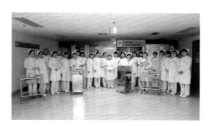

NICU 护理团队

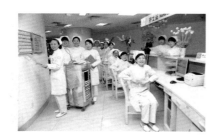

骨科（关节脊柱二）护理团队

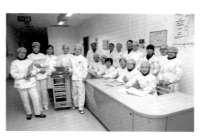

血透室护理团队

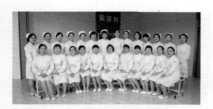

输液科护理团队

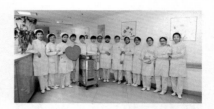

肝胆外科（二）护理团队

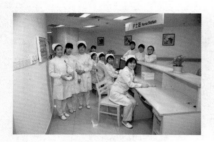

肾内科护理团队

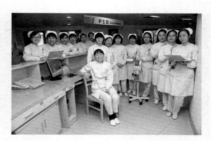

泌尿外科（东区）护理团队

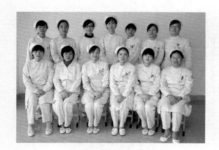

神经内外科护理团队

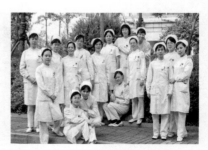

外科护士长团队

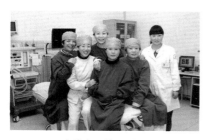

内镜中心护理团队

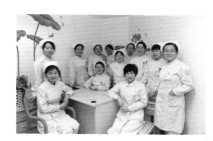

乳腺甲状腺外科（一）护理团队

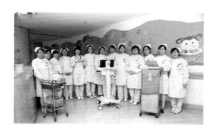

小儿内科护理团队

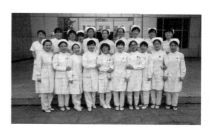

康复科护理团队

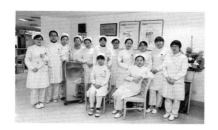

肝胆外科（一）护理团队

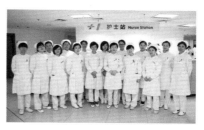

神经内科护理团队

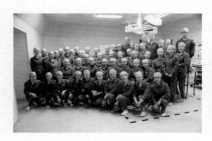

手术室护理团队

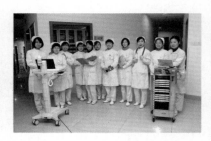

呼吸内科护理团队

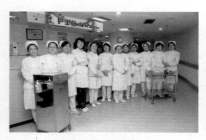

胃肠外科护理团队

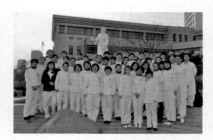

重症医学科护理团队

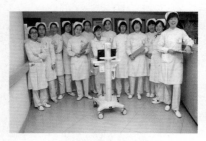

内分泌代谢科护理团队

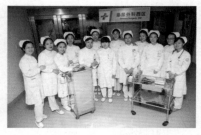

泌尿外科（西区）护理团队

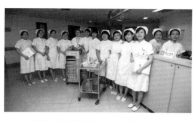

骨科（关节脊柱一）护理团队

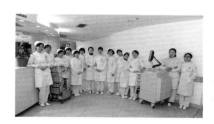

妇科护理团队

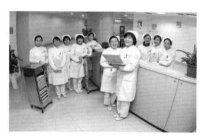

血液科护理团队

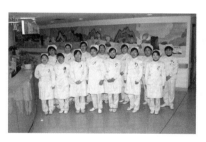

小儿外科护理团队

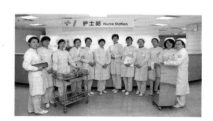

乳腺甲状腺外科（二）护理团队

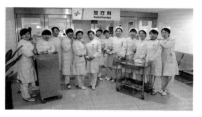

肿瘤内科、放疗科护理团队

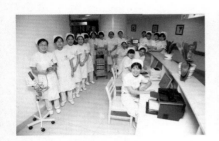

消化内科护理团队

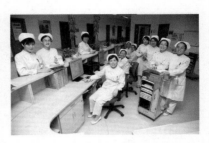

感染科护理团队

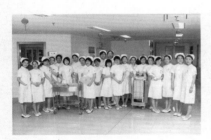

CCU 护理团队

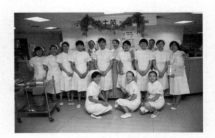

肛肠外科护理团队

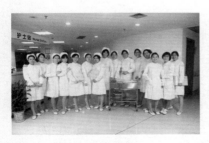

心胸外科护理团队

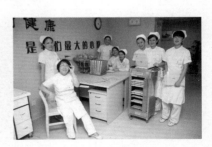

干部病房护理团队

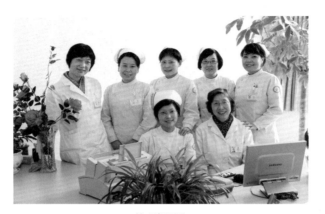

护理部团队

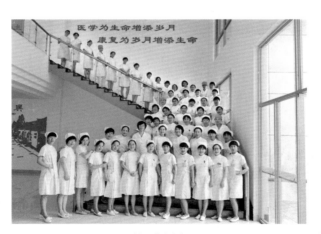

护士长团队

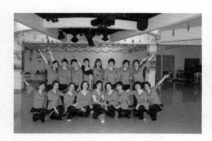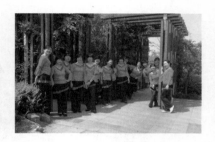

院职工舞蹈队

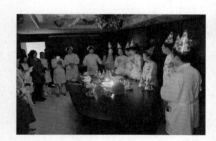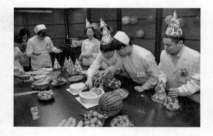

肛肠外科集体生日会

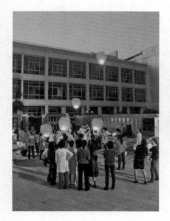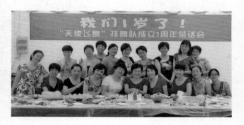

医院职工放灯祈愿，集体庆生

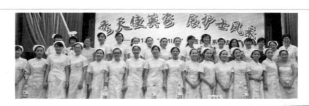

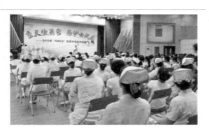

举手投足
尽显优雅

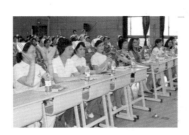

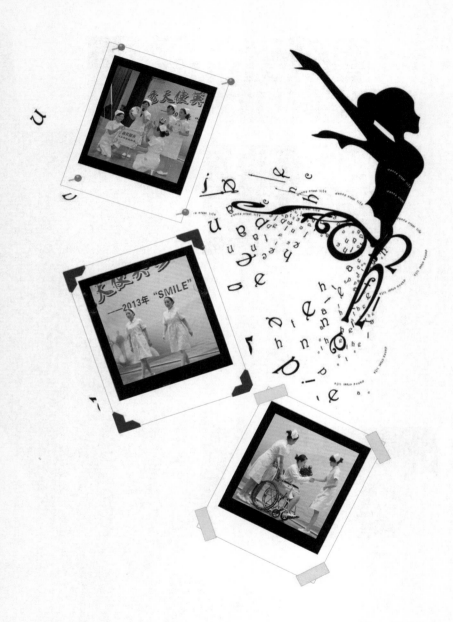

上帝赋予她们爱、信任和热情，所以她们来到人间。她们自豪地说，母亲节和护士节是最相近的节日，因为你来到世界上的第一个怀抱不是母亲，而是护士，她们将小小的你送到母亲怀中。在这个特殊又尽显平凡的日子，她们庆祝自己的节日，这是她们这群可爱的天使来到人间的日子，是爱与信任的时刻。她们制作精美的食物互相分享，她们载歌载舞笑靥如花，她们嬉戏玩闹其乐融融。她们是医院勤劳的蜜蜂，医院的每个角落都有她们的身影与功劳；她们也是医院蹁跹的蝴蝶，没有她们，哪有幸福笑语，哪有生活多姿？有时她们热情似火，有时她们柔情似水。无论是今天的她们，还是平时的她们，都是我们最可爱的人。

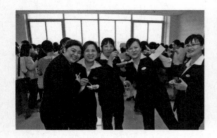
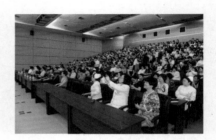

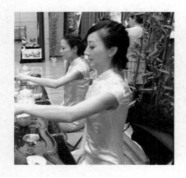
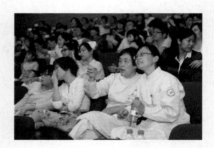

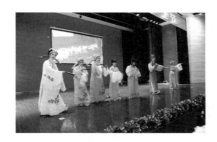

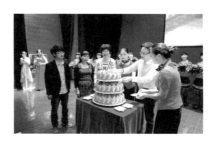

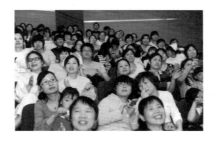

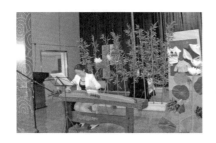

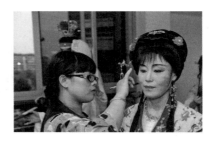

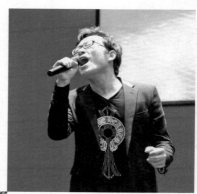

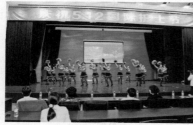

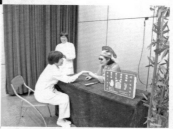

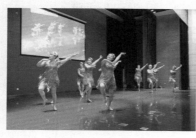

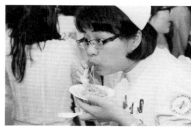

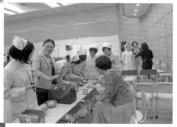

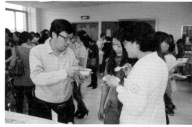

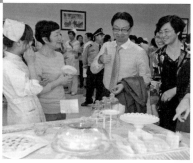

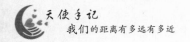
偶为楚狂人

行吟天地间

手�昆吾剑

�??劍啸西风

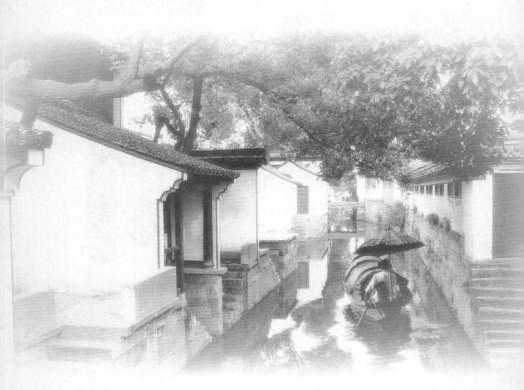

216

笑颜白衣两相宜

犹似挽剑啸西风

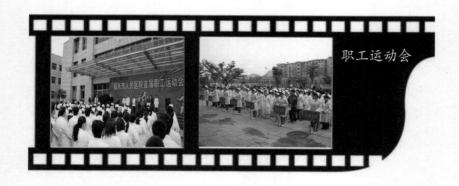

职工运动会

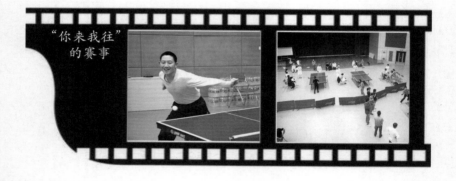

"你来我往"
的赛事

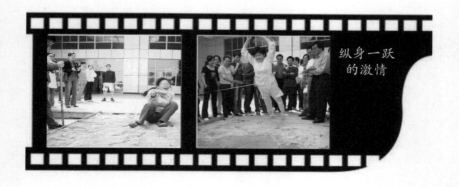

纵身一跃
的激情

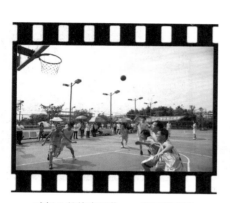

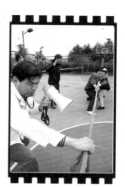

力拔山河兮，我辈

球场上的快意恩仇——职工篮球赛

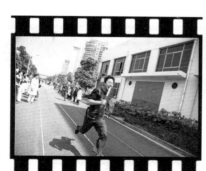

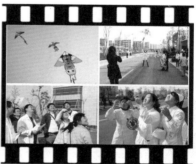

承载梦想的放风筝比赛

肆意挥洒的接力赛

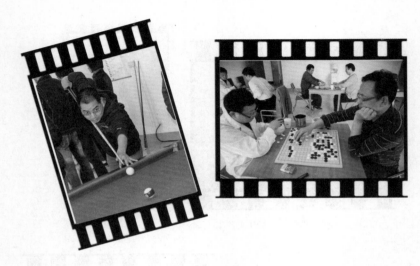

桌上的江湖

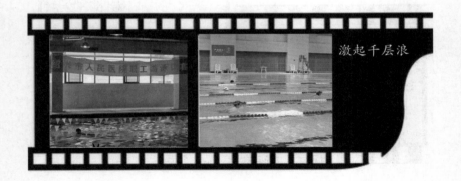

激起千层浪

茅檐青青草

吴音相媚好

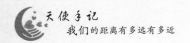
青衫绿裙
美蓉句开
唔哝软语
觉有人来

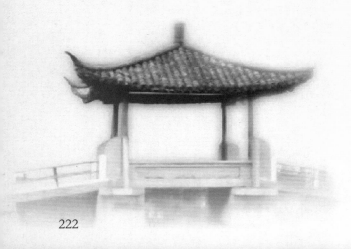

笑

钟朱裔

耳边惺忪的鬓发，
是风的柔波。
银铃一样，
你的轻语，
往贝齿里娇羞地躲。
还有，
浅浅漩涡，
痒痒的，
就这样，
涌入我的心朵。

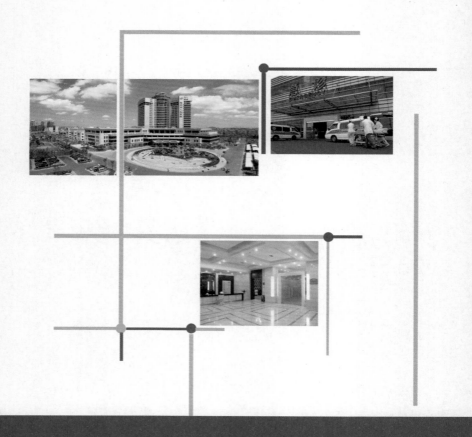

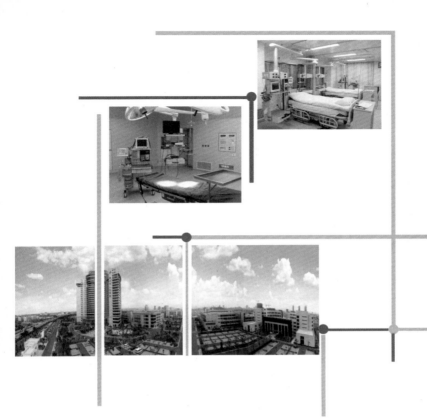

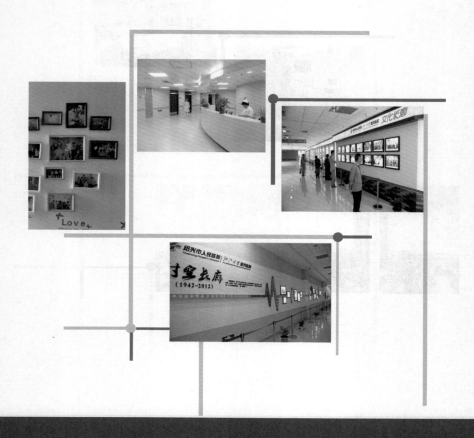

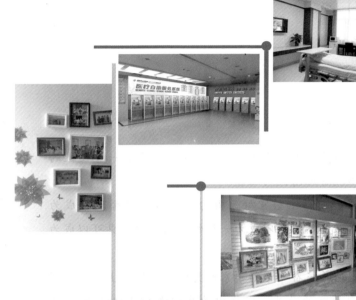

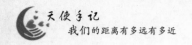
闻香识女人

一个女性的病房，无处不体现着她迷人的温馨；一个女性的团队，无处不体现着她愉悦的温馨。

2012 年 6 月，妇科全科室群策群力，将这份温馨展示成为一种科室文化。温馨不但可以成为一种舒适的感觉，更可以成为心理医疗的一部分。

全家福是我们并肩奋斗亲如一家的见证。工作台上，永不凋谢的夏莲，自由嬉戏的鱼儿，寂静中为我们添加几许活力，疲倦时为我们添加几许激情。"精专、审慎、仁术、爱心"烙在我们的四幅一米见方的工作照片上，我们始终以仁爱之心与患者在健康途中一路同行。

患者入院接待、术前讨论、术前谈话、主任查房、主诊查房、详细交接、认真核对、用心沟通、床边护理……工作的点滴，住院的经过均挂在病区的墙上，让患者尽快熟悉并融入到这个积极向上的团队。同时，也提升了医护人员的模范精神和主人翁意识。病房设立了健康宣传栏，门诊候诊室及术后休息室，开辟了专门的疾病介绍区域，让患者利用候诊的时间了解这方面的知识，既充实了候诊患者，又在一定程度上节省了就诊时间。在每个病房都设置了提示牌，随时提醒哪位患者什么时候做什么检查，避免出错、遗漏。艳丽的鲜花指引着患者检查室、开水间、晒衣间的方位，让即使是目不识丁的你也能在陌生的环境中迅速而准确地寻找到它们的所在地。患者身份的准确识别，是我们护理安全的第一步，腕带棉质的外套让我们的患者感觉舒适。佩戴的依从性显著增高，有效的身份识别大大降低差错的发生！

　　一切为了患者，为了患者的一切。我们架起一座沟通的桥梁，来谱写我们更加美好的明天——你所说的，就是我想听的。医护的寄语，患者的心愿，我们都记在心里，这是我们心灵沟通的地方！

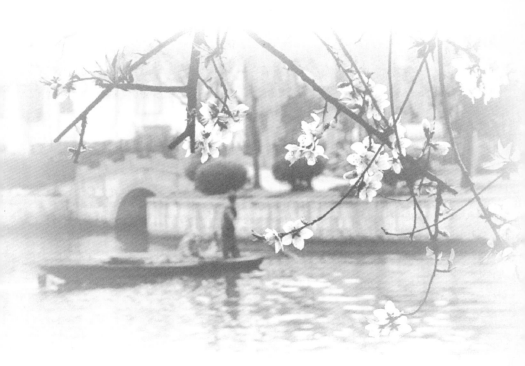

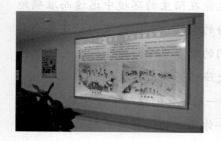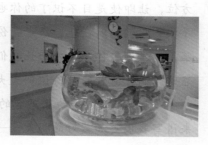

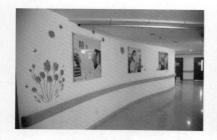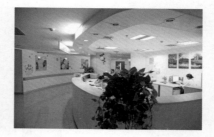

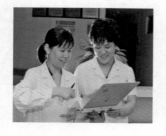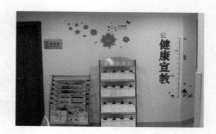

谈笑相逢肝胆倾

多措并举，加强科室文化建设，力求创造优美、舒适、温馨的科室环境，是我们肝胆二科一直以来的目标。

在病房长廊、医护工作场所添置雅致的绿色植物，绿色代表生机和活力，它不仅给大家带来美好的视觉享受，同时也净化了空气，改善了病区环境。生机勃勃的向日葵、优雅娴静的绿萝，是我们活力的见证。病区的墙上还利用版画、宣传语和工艺品等装饰，营造了浓厚的文化氛围。

我们放弃自己的休息时间制作了手工艺的花卉小盆景，设置了全家福的爱心展示，添置了衣柜，经过精心布置的值班室洋溢着满满的爱心，更增添了家的感觉。护士站设置了报刊架，陈列了最新的报纸和健康宣教单，方便患者阅读。我们还将服务指南、工作流程、出院流程、健教知识和日常小生活用品上墙展示，将工作流程和看病流程阳光化。

哪怕我们只有一缕阳光那么微小，我们也希望患者享受整个春日的温暖。

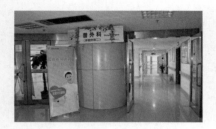
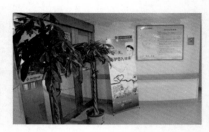

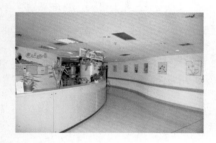
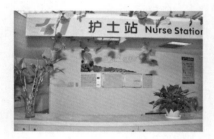

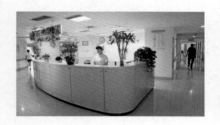
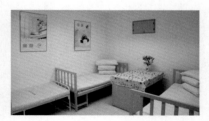

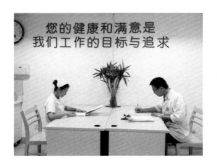

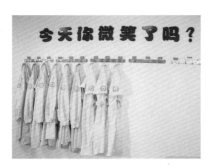

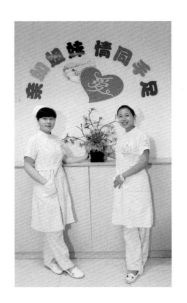

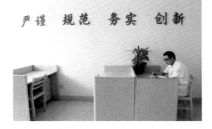

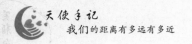

暖日温风破浅寒

  "我的病房，我的家。"血管疝外科全体医护人员正是凭着对"家"的热爱，群策群力，用心制作，把科室装饰成环境优美、舒适、温馨的"家"。"还您畅通血管、续写健康人生"，红色大字彰显血管疝外科全体医护人员的自信与对患者的美好祝愿。

  一进病房，迎面可见"竹报平安"，进入这样的家，怎会没有安全感？粉红色的主色调给人一种"温馨"的感觉。正面墙上醒目大字"血管有多强，生命有多长"，喻示着血管对人生命的重要性，让我们感觉到自己的工作是多么的神圣重要。

  茂盛的心愿树上挂着一个个由患者及医护人员许下的心愿。病房长廊墙上展示的是各种图文并茂的健康教育展板，看的人还真不少。治好了疾病，可还不行，出院前还要掌握预防知识哦，病房门口的血管疾病的预防四步曲，形象生动地告诉每一位即将出院患者"预防"的重要性。

  示教室墙上"天道酬勤"四个大字组成的无框画激励着我们每一位员工，照片墙上是我们科室的活动掠影，工作之余在这里充充电，感觉很不错吧！值班室里面整洁的脸盆架、同一色的脸盆、红色的大衣柜、干净的淋浴房等无不体现了家的感觉，让员工更爱这个"家"。工作累了，在这里歇歇，是不是很惬意啊！

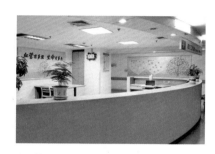
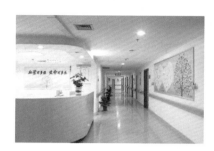

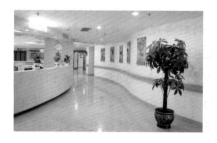
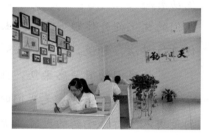

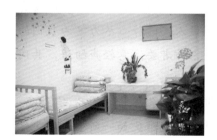

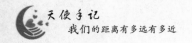

寸肠以表寸肠心

医院进行了一系列文化建设改进，处处浓墨淡彩，一派盎然生机，细细品味，原来刻板冰冷的医院可以变得这么活色生香、生动有趣。医院浓厚的文化底蕴造就了我们肛肠一科优质的服务，我们的文化处处体现"以人为本"的服务理念。我们的科室环境，优美、整洁、舒适，曾获得5S优胜科室。

"让我们的微笑感染您，让我们的服务感动您，让我们以爱心为您提供优质服务"是我们的标语。我们希望，让患者感觉不到是进入了打针吃药的医院，而是一个使其心灵深处得到一种鼓励和温暖的地方。爱心园地里有最新的生活宣教知识，有医患之间的小小交流，它架起了医护人员与患者沟通的桥梁。工作站墙上，"静"这个大字显得格外醒目，它提示着我们的工作需要有一份平和的心态，摒弃浮躁、低调做人，"静心尽力"为我们的患者服务。同时它也无声地提醒着来访者要注意轻声细语，共同维护宁静的环境。

病区里面背景墙面及空闲地带布置了各类艺术作品，有绘画、书法、摄影图片及精美工艺品，其精致优雅犹如一所小小的文化馆。由绿色植物和盆栽花卉围绕的医护站像是一座温馨的小花园，郁郁葱葱的绿，令人心旷神怡，如沐春风。病区长廊上悬挂的科室照片，除体现我们肛肠外科医疗护理服务特色之外，同时也紧密结合了医院"厚慈为医，健康为本"的院训，很好地诠释了"人道在心，责任在肩"的医院精神，以及"给您真诚、爱心和信心"的服务理念。

示教室有一面"锦旗墙"，层层叠叠、金光闪闪，每一面锦旗的背后，都有一段令人难忘的记忆，每一面锦旗的背后，都凝聚着肛肠外科医务人员的无数心血与付出。站在墙前，我们绝不会沾沾自喜，更不会骄傲自满，我们想到的是作为医务人员的神圣的使命与职责。我们自行设计的值班人员一览表，一目了然，给大家带来极大的方便，今天哪位值班再也不需要问来问去，谁是责任护士也是一看便知。我们给科室所有的 itouch 做了一个小家，从此它有了合适的安身之所啦！巧妙的收纳，再也不会出现到处乱放的情景了。

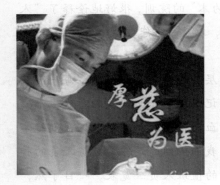

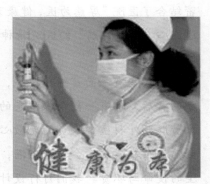

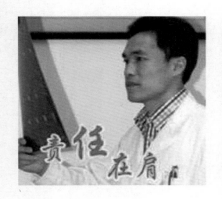

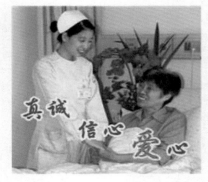

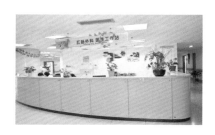

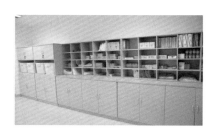

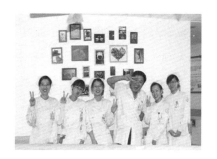

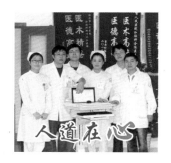

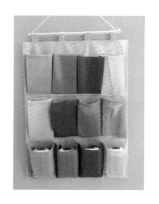

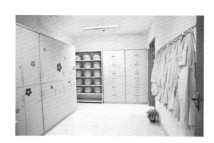

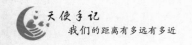
只将爱意述胸怀

　　我们康复科环境布置优美、舒适、温馨，有人文介绍、有温馨提示、有患者参与互动等，多次得到荷兰外宾的称赞，也成为我们津津乐道的骄傲。

　　我们科室将输液等治疗性操作从以往统一进行的模式，改为个性化时间段分别进行。责任护士每天到康复训练大厅、理疗室了解患者康复治疗进展，真正体现以患者为中心的护理理念。我们还无偿为患者提供轮椅链条锁，实行轮椅的统一放置管理，促进康复治疗有序进行，使患者有更大的无障碍康复活动空间。

　　康复中心患者由于住院时间长，疗效较一般急性疾病为慢，伴有心理障碍与语言障碍的患者占到一半以上，患者需要交流与倾诉的空间，"心愿墙"的出现便为患者提供了这样一个平台，患者可以把自己想说的话、想实现的愿望都写下来，贴在上面，鼓励自己，作为奋斗的目标。

　　"病友之家"活动开展以来，已经成为每月患者们最盼望的活动，我们每月为患者、家属、陪护组织活动一次，内容以PPT讲课、讨论、示范、互动等形式进行，普及康复知识，解决患者及家属的实际问题。其实患者要的没有很多，我们每一次为他们所做的小小改进，都让他们看到希望。

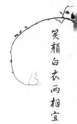

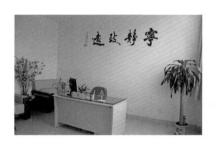
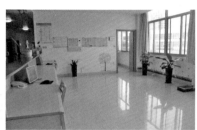

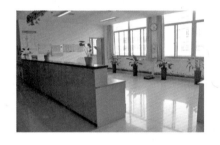
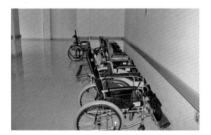

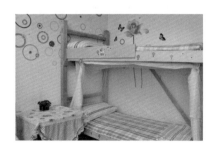

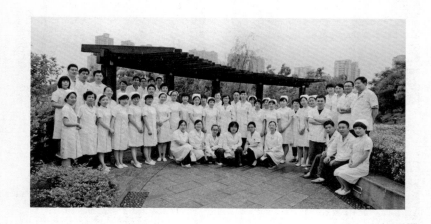

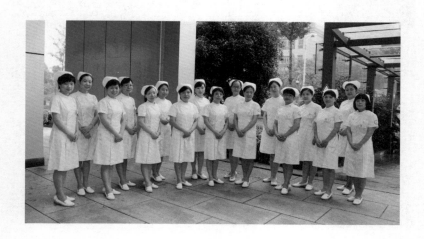

后 记

　　每一本书都凝集着智慧，倾注着感情，挥洒着汗水，见证着辛劳。在写作《天使手记》的过程中，我们倾听赴台交流同事的心声，学习了前辈们几十年临床工作的经验，整合了大量资料，深入了解台湾的文化和义大医院的创建历史及理念。可以说没有市领导、院领导对医疗护理的支持和鼓励，多次创造让我们深造学习的机会，我们无法草创今日之书。在此，谨代表本书的作者与编辑向各位领导、前辈及同事致谢！

　　同时，本书创作之时得到了各部门、各科室的帮助与支持，在此再次向他们致以诚挚的谢意！

　　琴棋诗画书酒茶，自古中国人心中，诗和酒、书和茶是难舍难分的一家，不然也难有李清照赌书消得泼茶香的佳话，阅读是一种享受，是涤去心灵尘埃的云展。读，所以我们了解古人；读，我们亦了解自我；读，我们还能瞭望未来。置一盏香茗，捧一集书卷，静下心来，放下烦扰，放下焦躁，将自己滞空带离这个繁杂的世界，用心品一品。

　　人性的光辉和真谛，作者倾尽绵薄之力也难道其一二，但仍将其化为文辞，希望可以为读者献上精神食粮。

　　最后，在此特别致谢义大医院，感谢义大医院对我院多批赴

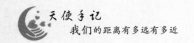
台同事的热情款待及帮助，在义大医院精心组织和热情细致的安排下，我院多批同事不仅领略了难忘的台湾风情，饱览了义大医院的精神风貌，还深切地感受到了台湾同胞的深情厚谊。

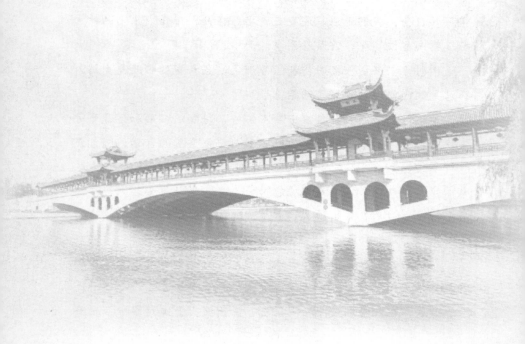

春夏秋冬，
岁月轮转。
我们的故事，
仍在继续……

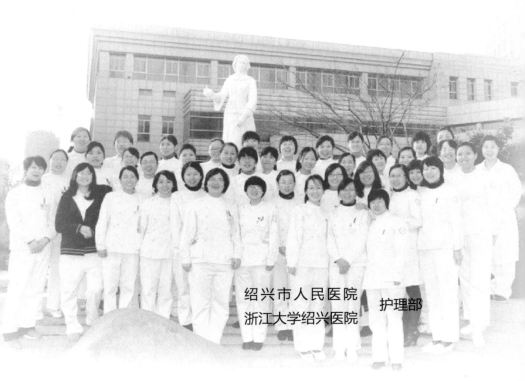

绍兴市人民医院
浙江大学绍兴医院　　护理部

图书在版编目（CIP）数据

天使手记 / 郭航远等主编. —杭州：浙江大学出版社，2015.6

ISBN 978-7-308-14649-4

Ⅰ. ①天… Ⅱ. ①郭… Ⅲ. ①护理学 Ⅳ. ①R47

中国版本图书馆CIP数据核字（2015）第088430号

天使手记

主编 郭航远 马红丽 章雅杰 寿清和

责任编辑	余健波	
出版发行	浙江大学出版社	
	（杭州市天目山路148号 邮政编码310007）	
	（网址：http://www.zjupress.com）	
排 版	浙江时代出版服务有限公司	
印 刷	浙江印刷集团有限公司	
开 本	880mm×1230mm 1/32	
印 张	8.25	
字 数	165千	
版 印 次	2015年6月第1版 2015年6月第1次印刷	
书 号	ISBN 978-7-308-14649-4	
定 价	38.00元	

浙江大学出版社发行部联系方式：（0571）88925591；http://zjdxcbs.tmall.com